LES ACTUALITÉS MÉDICALES

Le Traitement

des

Névralgies et Névrites

LES ACTUALITÉS MÉDICALES

Collection de volumes in-16, de 96 pages, cartonnés
Chaque volume : 1 fr. 50

Anatomie clinique des Centres nerveux, par le professeur GRASSET.

Diagnostic des Maladies de la Moelle, *siège des lésions,* 2° *édition,* par le professeur GRASSET.

Diagnostic des Maladies de l'Encéphale, *siège des lésions,* par le professeur GRASSET.

L'Appendicite, par le Dr Aug. BROCA, professeur agrégé à la Faculté de médecine de Paris.

Les Rayons de Röntgen et le Diagnostic des Affections thoraciques non tuberculeuses, par le Dr A. BÉCLÈRE, médecin de l'hôpital Saint-Antoine.

Les Rayons de Röntgen et le Diagnostic de la Tuberculose, par le Dr A. BÉCLÈRE.

La Radiographie et la Radioscopie cliniques, par le Dr L.-R. RÉGNIER.

Cancer et Tuberculose, par le Dr H. CLAUDE, médecin des Hôpitaux.

La Diphtérie, par les Drs H. BARBIER, médecin des Hôpitaux, et G. ULMANN.

La Grippe, par le Dr L. GALLIARD, médecin de l'hôpital Saint-Antoine.

Le Traitement de la Syphilis, par le Dr EMERY, préface de M. le professeur FOURNIER.

Chirurgie des Voies biliaires, par le Dr PAUCHET.

Le Traitement pratique de l'Epilepsie, par le Dr GILLES DE LA TOURETTE, professeur agrégé à la Faculté de Médecine de Paris, médecin de l'hôpital Saint-Antoine.

Formes et Traitement des myélites syphilitiques, par le Dr GILLES DE LA TOURETTE.

Les États neurasthéniques, par le Dr GILLES DE LA TOURETTE, 2° *édition.*

Psychologie de l'Instinct sexuel, par JOANNY ROUX, médecin des Hôpitaux de Saint-Etienne.

Les Glycosuries non diabétiques, par le Dr ROCQUE, professeur agrégé à la Faculté de Lyon, médecin des Hôpitaux.

Les Régénérations d'organes, par le Dr P. CARNOT, docteur ès sciences.

Le Tétanos, par les Drs J. COURMONT et M. DOYON, professeur et professeur agrégé à la Faculté de Lyon.

La Gastrostomie, par le Dr BRAQUEHAYE, professeur agrégé à la Faculté de Bordeaux.

Le Diabète, par le Dr R. LÉPINE, professeur à la Faculté de Lyon, médecin des Hôpitaux.

Les Albuminuries curables, par le Dr J. TEISSIER, professeur à la Faculté de Lyon.

Thérapeutique oculaire, par le Dr F. TERRIEN, chef de clinique ophtalmologique à la Faculté de Paris.

La Fatigue oculaire, par le D^r DOR.

Les Auto-intoxications de la grossesse, par le Dr BOUFFE DE SAINT-BLAISE, accoucheur des Hôpitaux de Paris.

Le Rhume des Foins, par le Dr GAREL, médecin des Hôpitaux de Lyon.

Le Rhumatisme articulaire aigu en bactériologie, par les Drs TRIBOULET, médecin des hôpitaux, et COYON.

Le Pneumocoque, par LIPPMANN. Préface de M. DUFLOCQ.

La Mécanothérapie, par le Dr L.-R. REGNIER.

La Cryoscopie des urines, par les Drs CLAUDE et BALTHAZARD

1168-01. — CORBEIL. Imprimerie ÉD. CRÉTÉ

Le Traitement
des
Névralgies
et Névrites

PAR

A.-F. PLICQUE

Ancien interne lauréat des Hôpitaux,
Ancien Chef du Laboratoire d'Électrothérapie de Lariboisière,
Médecin de la Cie du Chemin de fer du Nord.

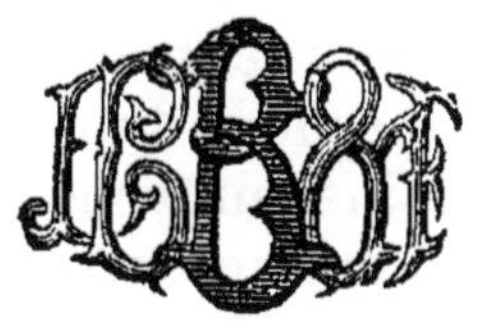

PARIS

LIBRAIRIE J.-B. BAILLIÈRE ET FILS

19, RUE HAUTEFEUILLE, 19

1901

LE TRAITEMENT

DES

NÉVRALGIES ET NÉVRITES

I. — LES INDICATIONS THÉRAPEUTIQUES FOURNIES PAR L'ÉTIOLOGIE.

Le traitement des névralgies et des névrites a fait, dans ces dernières années, soit au point de vue médical, soit au point de vue chirurgical, l'objet de nombreuses, nouvelles et intéressantes tentatives. L'étude plus approfondie des névrites, de leurs causes, de leur retentissement sur le système nerveux central a permis de mieux concevoir, sinon de comprendre d'une façon tout à fait exacte, l'action de certains moyens thérapeutiques. Sans doute, aujourd'hui comme autrefois, la recherche de la cause, soit générale, soit locale de la névralgie garde toute son importance. Elle constitue l'indication primordiale du diagnostic et du traitement. Les tares d'ordre général : syphilis, impaludisme, diabète, goutte, anémie, etc. restent capitales à dépister. Les intoxications par le plomb, l'arsenic et surtout par le tabac ou par l'alcool n'ont pas une importance moindre. Mais les causes les plus diverses, les mieux caractérisées, peuvent aboutir à la même lésion locale. La névrite produite n'est que le résultat banal d'une infection, d'une intoxication déjà ancienne, impossible à enrayer ou à combattre efficacement. Pour prendre l'exemple le plus net, les injections de sérum antitoxique ont une valeur préventive réelle contre les névrites de la diphtérie. Elles ne sauraient avoir aucune action contre la névrite une fois constituée et déjà ancienne. Le traitement spécifique causal conserve un intérêt inappréciable. Mais il suffit rarement seul. Il doit presque toujours être aidé par des moyens purement symptomatiques, combattant les accidents les plus gênants (douleurs, paralysies, troubles trophiques) ou purement locaux, agissant sur le nerf lui-même. Le traitement devra donc être mixte et complexe.

« De ce qu'une névrite, dit très justement le professeur Raymond, s'est développée sous l'influence d'une cause spécifique, de ce que vous lui avez reconnu une origine syphilitique, paludéenne, diabétique, n'allez pas conclure que vous en viendrez à bout à l'aide d'un traitement antisyphilitique, antipaludéen, antidiabétique. Je vous ai dit à propos de la polynévrite paludéenne, qu'un pareil essai n'aboutirait qu'à un échec. Il serait tout aussi erroné de croire qu'une polynévrite syphilitique soit justiciable du seul traitement iodomercuriel. En aucun cas, le traitement causal ne saurait suffire. Toujours il y aura lieu de lui adjoindre un certain nombre de moyens thérapeutiques. »

Cette réserve capitale une fois faite, voici les principales indications d'ordre étiologique.

1. — SYPHILIS.

Au point de vue, non pas de la fréquence, mais des indications pratiques, la *syphilis* reste, de toutes les causes de névralgies et de névrites, la plus importante. Elle ne saurait être recherchée avec trop de soin, non seulement par l'interrogatoire, mais par un examen général et minutieux tenant compte des moindres stigmates. Les stigmates de syphilis héréditaire ont parfois un grand intérêt dans les névralgies de l'enfance

et même dans certaines névralgies de l'adolescence et
de la jeunesse. Cependant, même en cas de syphilis
avérée, le traitement spécifique échouera parfois. Certaines névralgies du début sont en réalité banales, liées
plutôt à l'anémie, au nervosisme, provoqués par la
syphilis, qu'à la syphilis elle-même. A la période
secondaire, il n'est pas rare non plus d'observer, particulièrement chez la femme, une véritable opportunité
morbide de tout le système nerveux, une sorte de dia-
thèse nerveuse, suivant l'expression de Fournier. Ces
deux formes sont plus justiciables du traitement de
l'anémie et de la neurasthénie que du traitement spécifique. Comme indication médicamenteuse, la présence
de tuméfactions ganglionnaires est très importante. La
compression exercée par ces tuméfactions peut être en
effet, comme l'a montré Hallopeau, cause de névralgies.
Dès la période secondaire, peuvent aussi apparaître de
véritables névrites : elles sont particulièrement fréquentes sur le cubital ; Gaucher, Barbe, Sergent, Cham-
penier en ont rapporté des exemples rapidement guéris
par le traitement mercuriel. Les névrites de la période
tertiaire sont au contraire plutôt justiciables de l'iodure.
Elles sont tantôt primitives, tantôt secondaires à une
lésion de voisinage. Barthélemy a montré la fréquence de
ces névrites au contact des exostoses et des périostoses
syphilitiques. Ce fait complique encore le diagnostic
différentiel, déjà et souvent très délicat, entre les douleurs ostéocopes et les névralgies. Ce diagnostic n'a fort
heureusement qu'un intérêt purement théorique. Les
gommes, les ulcérations, les nécroses, les phlegmasies
muqueuses peuvent également produire des névralgies
de voisinage. Au pharynx surtout, des lésions très
minimes entraînent des douleurs violentes. C'est la névralgie angineuse de Lasègue. Cette forme est très
remarquable par ses exacerbations nocturnes et par
l'insomnie qu'elle provoque.

Cette augmentation des douleurs dans les premières

heures de la nuit est un caractère assez constant des névralgies syphilitiques. Le contraste avec les névralgies de l'impaludisme à maximum matinal a été souvent relevé. En pratique ces règles comportent bien des exceptions. L'intermittence, suivant la remarque de Trousseau, paraît une loi dans tous les paroxysmes nerveux, soit moteurs, soit sensitifs. Le moment même du paroxysme peut être très capricieux. Plus qu'au paroxysme douloureux lui-même, Jules Simon attachait une grande importance au malaise, à l'inquiétude, à l'impossibilité de dormir ou même de rester au lit pendant les premières heures de la nuit, comme à des signes importants de syphilis en activité. Lasègue avait fait la même remarque pour la sciatique. Dans la sciatique syphilitique, le malade souffre moins le jour et cependant cherche le repos. La nuit, bien que souffrant davantage, il semble ne pouvoir tenir en place. Il se lève et marche continuellement.

La bilatéralité de la névralgie doit toujours être suspecte et faire rechercher avec soin la syphilis. A vrai dire, il s'agit plutôt en ce cas de névralgies symptomatiques dues à une méningomyélite, à des lésions des vertèbres qu'à des névralgies vraies. Le fait n'en a pas moins une importance pratique capitale. Le traitement spécifique non seulement s'impose, mais s'impose avec la plus grande énergie. Mauriac a particulièrement insisté sur les sciatiques doubles liées à une méningomyélite lombaire. Il a signalé également les névralgies cervico-occipitales bilatérales par lésions des vertèbres cervicales. La névralgie du trijumeau est plus fréquente dans la pseudo-paralysie générale d'origine syphilitique que dans la paralysie générale vraie. Elle est quelquefois bilatérale. — Les paralysies faciales doubles, qui s'observent surtout dans la syphilis de la base du crâne, s'accompagnent aussi très souvent de douleurs pseudo-névralgiques, d'une sensation de souffrance et de malaise toute particulière.

Quand le nerf est accessible à la palpation, comme le cubital ou le sciatique poplité externe, on constate assez souvent un gonflement, un épaississement manifeste. Ce gonflement est important pour montrer l'existence d'une névrite et non d'une simple névralgie. La névrite syphilitique amène fréquemment un gonflement particulièrement marqué, sans entraîner d'ailleurs d'accidents sensitifs on moteurs très graves.

Un dernier indice a été relevé par Lasègue. Les névralgies syphilitiques, même très peu intenses, offrent aux narcotiques une résistance presque invincible et tout à fait spéciale.

En dehors des règles applicables à chaque névralgie, le traitement spécifique comporte peu d'indications générales. Les applications mercurielles locales (frictions, bandelettes de Vigo sur le trajet du nerf) paraissent parfois plus efficaces que le mercure à l'intérieur. Trousseau attachait pourtant une valeur spéciale au calomel donné *fracta dosi*. Il commençait toujours par les paquets suivants :

Calomel... 0^{gr},30
Sucre de lait... Q. S.

Diviser en soixante paquets.

Donner par jour à intervalles réguliers dix de ces paquets. Diminuer ou interrompre, quand apparaît la salivation.

Après le calomel, une fois la salivation terminée, Trousseau prescrivait la liqueur de Van Swieten pendant un mois et n'abordait qu'ensuite l'emploi de l'iodure.

Dans les névralgies et les névrites tertiaires, surtout symptomatiques d'une lésion osseuse ou gommeuse, l'emploi de l'iodure serait naturellement institué d'emblée et serait particulièrement énergique.

L'amélioration produite par le traitement spécifique est, quand il doit réussir, rapide. Quand il doit échouer, il est assez fréquent d'observer plutôt une aggravation. Ce fait est surtout la règle pour la névralgie faciale. Mauriac a même décrit des odontalgies pseudo-spécifiques et dues exclusivement à un traitement par l'iodure trop intense ou intoléré.

La fréquence des névralgies viscérales d'origine syphilitique est peut-être plus grande encore que celle des névralgies périphériques. Lancereaux a cité plusieurs faits de gastralgie, de vomissements nocturnes, d'hépatalgie, d'entéralgie, guéris par le traitement spécifique. C'est là un fait pratique intéressant dans l'histoire étiologique des névralgies viscérales.

2. — PALUDISME.

L'*impaludisme* est une cause de névralgies beaucoup plus fréquente que la syphilis. Malheureusement celles-ci sont souvent rebelles au traitement spécifique. Les névralgies de l'impaludisme sont tantôt accompagnées d'accès fébriles, tantôt absolument larvées. Elles sont presque toujours intermittentes ; les accès surviennent plutôt le matin. Ils peuvent prendre le type quotidien, triple et même le type quarte. La douleur est parfois continue. Hammond regardait comme très fréquent dans l'impaludisme l'endolorissement sus-orbitaire, le « howague », la maladie des sourcils. Griesinger qui admettait aussi la fréquence très grande de ces formes continues, les regardait comme étant symptomatiques moins du paludisme direct que de l'anémie palustre. Les indications thérapeutiques sont donc différentes dans les deux cas.

Inversement beaucoup de névralgies franchement intermittentes n'ont rien à voir avec l'impaludisme. Les rémissions et les paroxysmes semblent une loi dans toutes les affections du système nerveux. L'intensité des phénomènes vaso-moteurs, la conjonctivite, le larmoiement dans les névralgies faciales, les crises de sueur dans les névralgies des membres, ont peut-être plus de valeur pour le diagnostic étiologique que l'intermittence elle-même.

Les névralgies palustres peuvent occuper le sciatique, les nerfs intercostaux, les nerfs occipitaux, mais la névralgie fréquente par excellence est la névralgie faciale. Celle-ci se montre surtout sous forme de douleurs, parfois de douleurs violentes, rarement sous forme de tic douloureux. D'après Weber, la névralgie palustre de l'oreille (otite intermittente) serait particulièrement commune.

Le sulfate de quinine réussit fréquemment. Piorry recommandait de le donner à hautes doses d'emblée, comme dans la fièvre pernicieuse. Gubler regardait comme suffisante une dose de 0^{gr},50, à condition de la donner quatre heures avant l'accès. Mondière, Grisolle préféraient l'administration par le rectum à l'administration par la bouche. Ils regardaient les lavements au sulfate de quinine comme particulièrement efficaces. Le fait est vrai surtout pour la sciatique. Cette méthode a de plus l'avantage de ménager l'estomac, souvent atteint en cas d'anémie palustre. Dans la sciatique, dans la névralgie intercostale, les injections quiniques *loco dolenti* ont, surtout en associant l'antipyrine, une efficacité spéciale. Voici la formule donnée par Laveran :

> Quinine (chlorhydrate basique)............ 3 grammes
> Antipyrine............................... 2   —
> Eau distillée............ Q. S. pour 10 cent. cubes

L'injection est ainsi moins douloureuse et moins irritante. Elle doit toujours être faite profondément dans le tissu cellulaire sous-cutané. Malgré toutes les précautions antiseptiques, une injection faite en partie dans le derme amènerait une inflammation locale.

Au fond, même dans les cas les plus nets comme diagnostic étiologique, le traitement spécifique par la quinine échoue près d'une fois sur deux. Les succès plus constants dans les névralgies avec fièvre (fébrinévralgies de Marotte) sont plus rares dans les formes continues. Valleix signalait justement que la quinine, quand elle était pour agir, agissait vite. Quand elle n'a pas dans les trois ou quatre jours produit un effet évident, il est inutile d'insister sur son administration.

Les toniques, l'arsenic, l'arséniate de fer, l'hydrothérapie réussissent parfois dans des cas ou la quinine avait échoué. Ces cas semblent sous la dépendance de l'anémie palustre.

3. — ANÉMIES DIVERSES.

En dehors de l'impaludisme, toutes les *anémies*, comme d'ailleurs toutes les causes d'affaiblissement, peuvent entraîner des névralgies. Le sang, en effet, suivant l'expression de Huchard (1), reste le grand modérateur des nerfs. Les névralgies de la chlorose ont, outre la gastralgie, deux sièges de prédilection : les nerfs intercostaux surtout du côté gauche et les nerfs ophtalmiques. Les douleurs sont peu intenses, mais remarquablement fixes et continues. Il n'est pas rare de trouver associés des accidents d'hystérie concomitante : hémianesthésie, anesthésie en plaque. Le chlorobrightisme s'accompagne aussi fréquemment de névralgies et même de névrites. Les accidents anémiques sont souvent annoncés, et précédés par diverses névralgies. A côté des indications spéciales au chlorobrightisme (régime lacté, révulsion rénale) ces névralgies, anémiques sont avant tout justiciables des ferrugineux. Ce sont, disait Rademacher, des affections à fer de toute l'économie. Parfois même le fer a été préconisé comme un spécifique. Le sous-carbonate de fer a été employé par Hutchinson et Mélier, surtout dans la névralgie faciale. Les doses

(1) AXENFELD et HUCHARD. — *Traité des névroses*, 1883, p. 42.

atteintes étaient élevées (4 et 5 grammes par jour), longtemps continuées (un mois et plus). Ainsi prescrit, le médicament amenait très souvent de la constipation et
des troubles gastriques. Les bons résultats obtenus prou-
vent-ils simplement, comme le pensait Trousseau, le rôle
de la chlorose et de l'anémie dans les névralgies ? Cette
opinion paraît très vraisemblable. Tous les moyens,
quels qu'ils soient, hygiéniques ou médicamenteux,
susceptibles de modifier profondément la nutrition et
l'organisme, peuvent donner des résultats surprenants
dans les névralgies. Raymond insiste justement sur la
valeur d'une série de conseils, en apparence bien secondaires : bonne hygiène physique et morale, éviter le
surmenage physique, la contention d'esprit et surtout
les fatigues sexuelles, mener une vie simple et tranquille ;
conseils excellents toujours dans toutes les affections
du système nerveux. Certains aliments : œufs, cervelles,
lait, poisson, coquillages, moelle osseuse, huile de foie
de morue, ont peut-être une utilité spéciale et peuvent
par la lécithine qu'ils contiennent faciliter la régéné-
rescence dans les névrites.

4. — NÉVROSES.

Souvent d'ailleurs, en même temps que la névralgie ou
la névrite, il y a une névrose réelle : *neurasthénie, hystérie*, plus rarement *épilepsie*, justiciable avant tout de
l'hygiène générale. Gosselin signalait souvent l'inutilité
des interventions opératoires chez ces sujets nerveux
qui souffrent beaucoup et toujours, sentant pour un
petit mal une grande douleur. Lasègue avait créé pour
ces cas son groupe des « névralgies-névroses », succes-
sion de douleurs hasardeuses erratiques, où tout est ca-
price. La névralgie générale de Valleix, dont un cas
offrait jusqu'à quarante et un points douloureux distincts, a bien des traits cliniques communs avec la neurasthénie. Cependant, à côté de ces formes vagues, l'hys-

térie donne également des formes absolument typiques
et nettement individualisées. La névralgie faciale, la
sciatique hystérique sont assez fréquentes. Leur ténacité,
les plaintes incessantes des malades conduisent souvent
à pratiquer des opérations. La proposition de l'intervention opératoire est accueillie sans résistance et
presque avec joie par les hystériques. Le succès thérapeutique après ces interventions est très rare. Le
diagnostic de l'hystérie doit donc être particulièrement discuté avant toute opération chirurgicale. L'anesthésie cutanée, fréquemment superposée à la névralgie,
offre pour ce diagnostic une grande valeur.

5. — DIABÈTE.

Les névralgies du *diabète* présentent ce côté paradoxal
d'être très peu modifiées par le traitement antidiabétique. Elles sont fréquentes, assez fréquentes pour constituer un des bons symptômes révélateurs du diabète.

Elles sont souvent symétriques et Worms a particulièrement insisté sur la valeur des sciatiques bilatérales.
Elles prennent assez communément le caractère de douleurs fulgurantes. L'absence des réflexes rotuliens aidant,
l'erreur du diagnostic avec le tabes devient fréquente,
comme l'ont montré Raymond et Oulmont. Elles sont
extrêmement tenaces. Mais ces névralgies, si spéciales
comme causes, n'offrent que des indications thérapeutiques assez banales. La révulsion, le chlorure de méthyle
doivent toujours, par suite de la vulnérabilité de la
peau, être employées avec une prudence particulière.
Le régime antidiabétique et tous les traitements de la
glycosurie n'ont qu'une influence secondaire. Cependant Lyon a souvent prescrit avec succès les pilules
suivantes :

Bromhydrate de quinine...................... 0gr,10
Extrait thébaïque............................. 0gr,01

Pour une pilule. Cinq de ces pilules par jour.

6. — GOUTTE ET RHUMATISME.

La *goutte* et le *rhumatisme* sont souvent invoqués comme causes de névralgies. Celles-ci, d'après Trousseau, seraient beaucoup plus mobiles que celles des cachexies et de la chlorose. Elles alternent souvent avec des douleurs articulaires, des crises de gastralgie, de l'eczéma, de l'herpès. Cette mobilité même empêche d'apprécier exactement l'action du colchique et du salicylate. Le salicylate exerce souvent sur les douleurs une sédation réelle. Mais, suivant la remarque de Raymond, il réussit à peu près aussi bien dans les névrites franchement infectieuses ou toxiques que dans les névrites les plus nettement rhumatismales et *a frigore*. Même dans celles-ci, son action reste inférieure à celle du salophène donné par cachets de 1 gramme jusqu'à la dose de 4 grammes par jour. Quant au colchique, il a été particulièrement préconisé par Hammond, Heyfelder, Jules Simon. Ce dernier en particulier répétait que les névralgies (rares d'ailleurs) de l'enfance s'observaient surtout chez des enfants issus de souche goutteuse et ne cédaient guère qu'au colchique. De même, à un âge plus avancé, pour certains tics douloureux de la face survenus sur un terrain manifestement goutteux.

Chez l'adulte, la dose usuelle sera de XX gouttes de teinture de colchique matin et soir. Le vin de colchique peut être également donné à la dose de deux cuillerées à café par jour. Le médicament ne sera jamais continué plus de trois ou quatre jours. On l'interromprait, s'il survenait des sueurs profuses, de la diarrhée, une diurèse abondante.

Dujardin-Beaumetz associait souvent le colchique à la quinine et à l'aconit. Cette préparation réussit souvent très bien dans les névralgies. Son effet est plus difficile à surveiller, comme pour toutes les préparations complexes.

Voici la formule de Dujardin-Beaumetz :

<pre>
Teinture de colchique............ ⎫
Alcoolature de racines d'aconit... ⎬ ãã 10 grammes.
Teinture de jalap. composée...... ⎪
Teinture de quinine.............. ⎭
</pre>

XXX gouttes de ce mélange, trois fois par jour, dans un peu de tisane de feuilles de frêne.

Les injections sous-cutanées de colchicine, à dose de 1 à 2 milligrammes, préconisées par Heyfelder dans les névralgies rhumatismales, ne paraissent pas plus efficaces et offrent plus de risques d'intoxication que les préparations précédentes.

7. — LÈPRE.

La *lèpre*, bien que sa fréquence semble croissante, a surtout un intérêt scientifique. Dans la lèpre une fois constituée, les névralgies sont assez rares et d'importance secondaire. Au début, elles offrent plus d'intérêt pratique. Des névralgies atroces du trijumeau, du cubital, du sciatique peuvent, en effet, constituer le début de la forme névritique. Cette névrite lépreuse s'accompagne souvent d'accidents fébriles. En dehors des nerfs indiqués comme les plus fréquemment atteints, la névrite peut occuper tous les nerfs possibles. Une hyperesthésie plantaire atroce a été particulièrement signalée. Les malades croient marcher sur des épingles ou sur du verre pilé.

Les névralgies lépreuses s'accompagnent assez souvent de sensations de brûlure ou de froid intenses. Le salicylate de soude a réussi à Hallopeau au moment des poussées aiguës, mais le médicament de choix est ici l'huile de chaulmoogra, donnée en capsules à doses aussi fortes que possible. Son action palliative est incontestable.

8. — INTOXICATIONS.

Parmi les poisons, le plomb et le mercure déterminent plutôt des névrites motrices et trophiques que des névralgies. Cependant Trousseau regardait les névralgies saturnines comme fréquentes.

1° HYDRARGYRISME. — Dans l'*hydrargyrisme* professionnel, et surtout chez les mineurs d'Idria, les névralgies faciale et sciatique ont été fréquemment observées par Hermann. Elles semblent au contraire très rares dans l'hydrargyrisme thérapeutique.

2° OXYDE DE CARBONE. — L'*oxyde de carbone* est une cause très fréquente de névralgies, surtout sus-orbitaire et intercostale. On devra se défier des causes d'intoxication, même légères et chroniques. Les asphyxies aiguës déterminent des névrites tenaces et graves, frappant surtout les nerfs des membres avec troubles trophiques particulièrement accentués.

3° TABAC. — Le *tabac* joue un rôle assez fréquent dans les névralgies du trijumeau, mais plus encore dans les névrites du nerf cubital. Huchard a montré que la névralgie faciale liée à cette cause était souvent congestive et accompagnée d'une vive rougeur de la face.

4° ALCOOLISME. — Mais entre toutes les névrites toxiques, celles de l'*alcoolisme* occupent le premier rang. Elles s'accompagnent souvent de douleurs atroces et spéciales dans les membres inférieurs : hyperalgésie de la plante des pieds, sensations de morsures dans les mollets, de rabottement, d'écrasement des jambes. Les paralysies motrices ordinairement bilatérales occupent surtout le territoire du sciatique poplité externe. Les troubles vasomoteurs donnent aux membres une teinte violacée s'accentuant surtout en cas de position déclive. En dehors de ces formes typiques, l'alcoolisme même atténué intervient souvent chez les névralgiques et, dans leur hygiène générale, l'abstention complète d'alcool est un facteur des plus importants. « Il ne faut pas perdre de vue, écrit le professeur Raymond, que nombre de gens du monde, s'alcoolisent chez eux, dans les cercles et ailleurs à leur insu ; qu'il ne manque pas de dames usant et abusant des vins généreux : porto, malaga, champagne, sans compter les liqueurs, à table, en visite, en soirée, chez le patissier ; que beaucoup d'hommes d'affaires habitués à boire sec, comme on dit, sont de plus entraînés à l'usage des apéritifs, en raison même de leurs occupations. Les personnes de ces diverses catégories (et d'autres que j'oublie) trouvent cela tellement naturel qu'elles se gardent bien d'en parler au médecin consulté par elles. C'est à ce dernier qu'il appartient de dresser le bilan de cet alcoolisme de bonne compagnie, de cet alcoolisme des gens qui ne s'enivrent jamais, ce qui ne les empêche pas de contracter des polynévrites imputables à un manque de sobriété. »

5° ARSENICISME. — L'*arsenicisme* constitue une dernière cause, assez rare, mais néanmoins importante à connaître, de névralgies ou de névrites. Qu'il s'agisse d'empoisonnements criminels ou accidentels, d'intoxications d'origine professionnelle, thérapeutique ou alimentaire ; les accidents douloureux tiennent presque toujours dans la symptomatologie une place précoce et prépondérante. La céphalée, les fourmillements, les crampes, une cuisson atroce, une sensation de broiement très pénible dans les articulations du pied, des crises fulgurantes ont été particulièrement notées par G. Brouardel (1). Mais on peut trouver les points douloureux à la pression, classiques dans les névralgies. On peut même voir les points apophysaires auxquels Trousseau accordait tant de valeur diagnostique. Ici, comme dans tout diagnostic étiologique, l'interprétation dépend avant tout d'une enquête minutieuse. Celle-ci, dans certains cas, offre des difficultés réelles (vins frelatés d'Hyères,

____

(1) Georges BROUARDEL. — L'*Arsenicisme*. Paris, 1897.

bières arsenicales récemment rencontrées en Angleterre). Dans un cas relaté par Raymond, la névrite paraissait due à l'ingestion de poires, fruit bien inoffensif. Mais, dans le fruitier, au milieu des poires, avait été placé un lièvre empaillé saturé d'arsenic. L'étiologie n'était pas facile à dépister.

Une première règle pratique résultant de ce rôle de l'arsenicisme est de n'employer l'arsenic dans le traitement des névralgies qu'avec quelques ménagements. Son utilité, surtout en cas d'impaludisme, est incontestable. Mais on doit se défier des doses trop fortes et plus encore des doses trop longtemps continuées.

Comme le remarque Raymond (1), le régime lacté est particulièrement indiqué. Il facilite l'élimination du poison. De plus, presque toujours, en même temps que la névrite, existent des troubles graves du côté des organes digestifs, du foie, des reins : troubles justiciables du lait. Contre les douleurs, l'application de sachets de sable chaud a paru dans plusieurs observations avoir une efficacité spéciale.

9. — CAUSES LOCALES.

En dehors de ces grandes causes infectieuses, diathésiques ou toxiques, restent tous les cas d'étiologie banale ou obscure. L'étude des névrites ascendantes a permis de mieux saisir l'action des *irritations périphériques* par une plaie minime du nerf (plaies de la saignée, de la ténotomie), par un corps étranger. Le rôle du froid périphérique est incontestable ; il peut fournir des indications pratiques utiles. Martinet insistait sur les résultats obtenus souvent par le changement d'habitation (abandon d'un rez-de-chaussée humide par exemple) ou de climat. L'étude des anastomoses ner-

____

(1) RAYMOND. — Cliniques de la Salpêtrière. Paris, 1897, 2ᵉ série, p. 240.

veuses et de la sensibilité récurrente a permis de mieux comprendre certains faits curieux et incontestables de *névralgies réflexes*. Celles-ci sont parfois sous la dépendance de lésions intéressant des organes éloignés, comme Huchard, Gueneau de Mussy en ont rapporté des exemples. Mais il y a plus fréquemment un certain rapport de voisinage : sciatiques des affections génito-urinaires ou intestinales, névralgies intercostales des embarras gastriques et des gastrites. — La relation de cause à effet peut pourtant rester entièrement inexplicable. Lisfranc a guéri une sciatique par l'ablation d'un petit polype indolent du vagin. L'ablation de marisques indolentes a souvent donné des succès analogues. Tout récemment Henue (1) rapportait un cas de crises névralgiformes intenses, prolongées souvent plusieurs heures, occupant toute la moitié droite de la figure, de la poitrine, l'épaule et les bras du côté correspondant. Les accès laissaient à leur suite une paralysie passagère du bras droit. La première molaire de la mâchoire inférieure à droite était cariée. Son avulsion amena immédiatement et définitivement la guérison de ces crises douloureuses. Mais dans toutes ces névralgies réflexes l'étiologie est en général mixte et le nervosisme général du malade doit être invoqué à côté de l'irritation locale.

II. — LES INDICATIONS SYMPTOMATIQUES EN GÉNÉRAL.

1. — LE TRAITEMENT DE LA DOULEUR.

L'emploi des calmants du système nerveux, des médicaments analgésiques semble à première vue l'indication fondamentale du traitement des névralgies. L'essentiel, disait Trousseau, est de soulager d'abord.

(1) *Neurologische Centralblatt*, 1900, n° 22.

Et il ne craignait pas d'arriver à des doses formidables de morphine, de belladone ou d'opium. Il ne craignait pas de les reprendre au moindre retour offensif du mal et de les continuer indéfiniment.

Dans certaines névralgies atroces, extrêmement douloureuses, cette pratique est parfaitement justifiée. Dans les névralgies tolérables, de beaucoup les plus nombreuses, mieux vaut au contraire n'employer qu'en dernier moyen les médicaments analgésiques. Ils semblent en effet rendre la névralgie plus rebelle aux autres modes de traitement. Ceci s'applique particulièrement à la morphine. Les malades ayant une fois pris l'habitude de la morphine, surtout sous forme d'injections sous-cutanées, ne trouvent plus guère de soulagement par aucun autre moyen. Ils deviennent très souvent morphinomanes. Dans d'autres cas, la médication, à côté de son influence calmante, a des effets indirects nuisibles. Franck remarquait par exemple combien l'opium, par la constipation qu'il entraîne, réussit mal dans la sciatique. Dans la névralgie intercostale d'origine anémique, il ne réussit guère mieux, non seulement en raison de la constipation mais parce qu'il aggrave les troubles gastriques.

Mieux vaut donc, à moins de souffrance excessive, épuiser d'abord les moyens de traitement purement externes et essayer les médications internes répondant à une indication étiologique (syphilis, impaludisme, goutte, anémie, etc.) et non dirigées exclusivement contre la douleur. La crainte de la morphinomanie obligera à se montrer très réservé dans l'emploi des injections de morphine. Dans les névralgies liées à une lésion grave et incurable (sciatique liée au cancer de l'utérus, névralgies intercostales dépendant d'un cancer secondaire du rachis ou d'une phtisie pulmonaire avancée), cette crainte de la morphinomanie perdrait évidemment son importance. Apaiser la douleur devient bien ici l'indication fondamentale et l'on conçoit qu'on puisse manier avec moins de réserve les divers calmants : opium, morphine, aconit, datura, belladone, jusquiame, cocaïne, etc.

1° TRAITEMENT EXTERNE.

Les moyens locaux proposés contre la douleur : révulsion, topiques, chlorure de méthyle, massage, électricité sont nombreux.

Révulsion. — Elle se fait surtout sous forme de pointes de feu et de vésicatoires. Mais de nombreux topiques : liniment térébenthiné, chloroforme, agissent surtout par révulsion. Le pinceau faradique, les pulvérisations de chlorure de méthyle elles-mêmes lui doivent aussi leur principale action. La pommade stibiée d'Autenrieth provoque une pustulation très intense. Elle a surtout été employée dans les névralgies semblant consécutives à la disparition d'un herpès, d'un eczéma. Elle est en ce cas très efficace. Mais les premières applications doivent être légères, la réaction inflammatoire de la peau étant très variable.

Outre la révulsion faite au siège même de la névralgie, Armaingaud insistait sur l'importance de la révulsion sur le rachis, aux points d'origines des nerfs et surtout aux points de douleurs apophysaires. Souvent même cette révulsion à distance, faite au moyen soit de vésicatoires soit de pointes de feu, est la plus efficace. En cas de douleurs apophysaires, les pulvérisations d'éther faites sur le rachis ont également donné à Huchard de très bons résultats.

Trousseau, dans le cas de névralgies très localisées avec points douloureux bien nets, insistait longuement sur la supériorité des vésicatoires à l'ammoniaque. Il en a indiqué minutieusement la technique. On remplit aux trois quarts un dé à coudre avec de l'ouate de coton bien sèche et bien tassée. Puis on imbibe d'ammoniaque caustique un autre tampon qui doit remplir le reste du dé. On applique alors ce dé sur la peau — à la tempe par exemple, dans la névralgie faciale — et on le maintient cinq minutes. Quand on enlève le dé, on trouve la portion de peau, avec laquelle l'ammoniaque a été en contact, pâle et contrastant avec la rougeur du pourtour. L'épiderme est flétri et ridé. Il se détache facilement par une légère friction. Sur le derme ainsi mis à nu, Trousseau faisait un pansement avec un centigramme de morphine délayé dans un peu d'eau. Le tout est recouvert d'un pansement occlusif. Le soulagement obtenu dans certains cas « tenait presque du miracle ». L'absorption de la morphine par le derme dénudé continue à se faire pendant deux ou trois jours. Elle est même particulièrement énergique le deuxième jour. Mais elle cesse dès que la cicatrisation commence à s'effectuer.

Topiques calmants. — L'action des simples *topiques calmants* reste par contre assez problématique. Trousseau employait beaucoup les pommades renfermant un quart d'extrait de belladone ou d'extrait de datura, trois quarts de glycérolé d'amidon. En recouvrant la pommade d'un linge mouillé et d'un taffetas, en se servant du glycérolé comme excipient, l'absorption est notablement plus active qu'avec les excipients graisseux.

Le menthol est assez efficace. Sabbatani l'associe au gaïacol dans la formule suivante :

Menthol........................... } ãã 1 gramme.
Gaïacol........................... }
Alcool absolu..................... 18   —

La solution suivante réussit aussi très bien, en particulier dans la sciatique :

Menthol........................... 5 grammes
Eau de Cologne.................... 30   —

Étendre au moyen d'un petit tampon d'ouate hydrophile sur les points les plus douloureux. Recouvrir d'ouate et d'un taffetas gommé.

Quelques autres formules seront données à propos des

diverses névralgies en particulier. En voici une dernière
due à Huchard, très agréable et évitant les inconvénients
des corps gras :

> Alcool camphré...................⎫ ãã 80 grammes.
> Alcoolat de genièvre..............⎭
> Alcoolat de lavande.................. 60 —
> Chloroforme.......................⎫ ãã 15 —
> Teinture thébaïque...............⎭

Friction donnée matin et soir, avec une ou deux cuillerées à café
de ce liniment.

Chlorure de méthyle. — Les pulvérisations de *chlorure de méthyle* imaginées par M. Debove ont constitué
dans le traitement externe des névralgies un progrès
considérable. La pulvérisation doit être faite sur une
très large étendue. Il est tout à fait inutile de chercher à
suivre le trajet du tronc nerveux principal. Le jet sera
dirigé obliquement par rapport à la peau et non
perpendiculairement. Au moyen de la vis de réglage
très commode dans les siphons actuels, on obtiendra un
jet petit, filiforme, s'étalant en éventail. Un jet direct et
trop gros amène la formation d'une capsule blanche,
d'une phlyctène, et parfois même d'une escarre. Le jet
doit être déplacé aussitôt que la peau blanchit et se
couvre d'un léger givre. Avec ces précautions bien faciles, ces pulvérisations n'offrent jamais d'inconvénients.
Elles peuvent être employées, même chez les diabétiques
et les sujets âgés, sans aucune crainte de sphacèle. Il
est bien rare que cet excellent procédé ne donne pas
un soulagement au moins temporaire. Les indications
seront d'ailleurs reprises à propos de chaque névralgie.

Stypage. — Le *stypage*, dû à M. Bailly (de Chambly),
est plus commode que la pulvérisation directe dans certaines régions, sur la face, sur le thorax où l'on peut
redouter un refroidissement trop intense. Il convient
surtout en cas de points douloureux bien nets et bien
limités. Un tampon d'ouate hydrophile peu serré,
entouré d'une seule couche de tarlatane fixée par une

pince hémostatique peut servir à défaut des stypeurs spéciaux. Ce tampon est, au moyen d'un siphon, chargé de chlorure de méthyle jusqu'à ce qu'il laisse suinter de fines gouttelettes liquides. Il est promené doucement sur tout le territoire douloureux, en insistant sur les points particulièrement sensibles. Le contact doit être ici assez prolongé pour que la peau devienne à ce niveau franchement blanche. Dans un cas de névralgie du nasal interne, le voisinage de l'œil ne permettant pas l'emploi d'un tampon même très petit, M. Bailly s'est servi avec succès d'un pinceau fin, imbibé de quelques gouttes de chlorure de méthyle.

Le stypage trouve, dans les névralgies si intenses et si tenaces liées au zona, son indication la plus intéressante. « Dès que l'éruption herpétique se montre, a bien voulu nous écrire le Dr Bailly, j'applique le tampon chargé de chlorure de méthyle sur chaque bouton efflorescent, jusqu'à ce que j'obtienne la congélation (tache blanche en cupule). Je promène le tampon sur tout le trajet du nerf malade et cela une seule fois par jour. Après trois ou quatre stypages, les boutons s'éteignent et se flétrissent. Si d'autres poussées surviennent, elles sont traitées de même. On parvient ainsi avec un maximum de huit séances (la plupart du temps trois à quatre) à guérir un zona qui généralement réclame un traitement de trois à quatre semaines.

L'application énergique du tampon au niveau de l'éruption est assez douloureuse. Les applications sur le trajet nerveux amènent au contraire une sensation de soulagement. On n'a aucunement à craindre de produire d'ulcérations spéciales. Dans un zona survenu chez une femme de soixante-quatorze ans, atteinte de cancer ulcéré du sein, je n'ai point hésité à appliquer la réfrigération à une distance très voisine de la plaie cancéreuse et la malade a été rapidement guérie, quoique l'éruption fût large et confluente. »

Le traitement pourrait être parfaitement employé

dans le zona ophtalmique. La seule contre-indication à l'emploi de la méthode serait, quel que soit le siège, une éruption très ancienne et profondément ulcérée. Le nombre des observations de M. Bailly s'élève actuellement à trente-deux. Dans toutes, le procédé s'est montré d'une fidélité parfaite et l'auteur le regarde comme la plus importante des nombreuses applications du stypage.

Electricité. — L'*électricité* a été employée contre les névralgies et les névrites sous les modes les plus variés : faradisation, courants continus, électricité statique, courants de Morton, courants sinusoïdaux, courants de haute fréquence. Tous ont compté des succès, tous ont aussi compté des échecs. Parfois même les courants trop forts, trop intenses, ont amené des aggravations. La faradisation au pinceau par exemple, avec un courant aussi fort que possible, préconisée par Duchenne de Boulogne, est un bon moyen contre la sciatique. Elle est souvent plus nuisible qu'utile, absolument intolérée, dans la névralgie faciale.

Donner des règles générales est donc assez difficile. Une première due à Beard et trop souvent oubliée est d'employer toujours au début des courants très doux. Ils réussissent souvent. Ils réussissent parfois même, comme l'ont montré les expériences de Regnard sur la métallothérapie, là où des courants plus forts échouent. De tous les modes d'électricité, les courants continus ont certainement l'action la plus régulière et la plus puissante. C'est surtout en cas de névrites, en cas d'atrophies musculaires ou de troubles trophiques compliquant la névralgie qu'ils constituent réellement le procédé de choix. Contre la douleur, les effets calmants du pôle positif appliqué sur les points les plus sensibles sont rarement en défaut. Le pôle négatif sera de préférence appliqué sur le rachis au lieu d'origine des nerfs atteints ou des points douloureux apophysaires. L'action calmante sera dans quelques cas obtenue par l'intensité du courant (procédé de Bergonié dans les névralgies faciales rebelles). Plus fréquemment elle sera demandée à un courant faible, facilement tolérable, mais de durée prolongée.

L'électricité statique, sous forme d'effluves, se rapproche comme action sédative des courants continus. Sous forme d'étincelles, elle se rapproche davantage de la faradisation. Outre son influence locale, elle a en cas d'hystérie, de neurasthénie, une influence générale incontestable. Morton (1) l'a employée sous une forme spéciale (courants de Morton) dans quatre-vingts cas de névralgies et névrites rebelles, traitées inutilement par tous les moyens. Il donne à ces courants là préférence, non seulement sur les divers agents thérapeutiques, mais sur tous les autres modes d'électricité.

Massage. — Le *massage* a été employé contre les névrites sous des formes diverses : effleurage, massage profond, pétrissage, douche, massage sous l'eau, suivant l'application classique d'Aix. En cas de nervosisme, d'hystérie, l'effleurage, les attouchements très légers réussissent particulièrement. Dans les névrites tenaces, les pincements profonds de tout le nerf, pratiqués de la périphérie vers le centre, en saisissant sur ses divers points le cordon nerveux, entre les doigts et le pouce, constituent un procédé se rapprochant de certaines interventions chirurgicales : la compression forcée de Delorme et l'élongation. Dans les névralgies rhumatismales et anémiques, le massage vibratoire par les trépidations mécaniques ou par le diapason de Boudin a donné quelques-uns de ses succès les plus nets. Outre son action directe, le massage peut être indirectement utile en cas de névrites et d'amyotrophies contre les difformités par rétractions musculaires. Il peut être en ce cas utilement combiné aux divers procédés de gymnastique et de kinésithérapie. Après les polyné-

(1) *Medical Record*, 15 avril 1899, p. 521.

vrites graves, les exercices réguliers, la rééducation patiente des mouvements donnent des résultats aussi satisfaisants et même plus nets encore que dans le tabes.

2° TRAITEMENT INTERNE.

Opium. — L'*opium*, depuis les célèbres leçons de Trousseau, est en particulier classique dans le tic douloureux de la face. Trousseau cherchait à tout prix « à maintenir la malade sous la domination du médicament ». Il débutait toujours par des doses élevées commençant presque d'emblée par 0 gr. 50 d'extrait gommeux d'opium par jour. Cette dose déjà forte était portée progressivement et rapidement jusqu'à 15 grammes et plus par jour, s'il était nécessaire. La médication n'était que lentement diminuée et reprise au premier symptôme de rechute. Pour diminuer leur dépense pharmaceutique, certains malades finissaient par acheter l'opium brut au kilo. Ils en faisaient euxmêmes des bols d'un gramme environ dont ils prenaient cinq, dix et vingt par jour. Au fond, malgré cette énergie, dans le traitement, Trousseau regardait la névralgie épileptiforme comme d'une opiniâtreté désespérante. En trente-six ans de pratique médicale, il disait ne pas avoir vu un seul cas grave sans retour.

Morphine. — La *morphine*, surtout au moment de la vogue excessive des injections hypodermiques, parut devoir détrôner complètement l'opium et amener la guérison de toutes les névralgies. Le seul point discuté était de savoir s'il suffirait de faire les injections à distance ou s'il fallait se rapprocher le plus possible du siège du mal, afin d'avoir une action à la fois locale et générale. Vanlair se fondant sur ce que la douleur est avant tout un phénomène d'origine centrale soutint particulièrement la première opinion. En réalité, pour la névralgie faciale, la difficulté de faire l'injection à la face oblige à la pratiquer à distance. Mais pour les né-

vralgies intercostale, sciatique, etc., cette difficulté
n'existe pas. Il y a tout intérêt, comme l'a montré
Chouppe, à se rapprocher le plus possible du point
douloureux. Mais le mieux est de réserver les injections
de morphine aux névralgies entraînant des souffrances
atroces ou symptomatiques d'une affection incurable
(cancer, etc.). Pour soulager une névralgie légère ou
passagère, il est toujours dangereux d'exposer les malades à la morphinomanie.

Aconit. — L'*aconit* est certainement le plus puissant
des antinévralgiques, peut-être même le seul antinévralgique réel. Perreira allait jusqu'à dire que, sans ce médicament, le traitement des névralgies est impossible.
L'aconit n'a pas seulement réussi dans les diverses névralgies, mais il compte des succès, même dans la plus
rebelle de toutes : le tic douloureux de la face. Cependant
son véritable triomphe est dans ce que Gubler appelait
la névralgie faciale congestive sans intermittence, sans
périodicité, sans crises épileptiformes, se montrant
particulièrement la nuit, s'exaspérant par la chaleur et
s'accompagnant d'une élévation thermique.

L'alcoolature d'aconit est d'action très inconstante ;
la teinture d'aconit elle-même varie beaucoup comme
activité. Les granules d'aconitine à 1/10 de milligramme sont presque exclusivement employés. Laborde,
dans une excellente formule, associe l'aconitine au sulfate de quinine :

Aconitine cristallisée..................	1/5 de milligr.
Sulfate de quinine	10 centigr.
Extrait mou de quinquina..........	Q. S.

Pour une pilule, quatre à cinq par jour.

On ne doit pas, avec l'aconitine cristallisée, dépasser
2 milligrammes. Les doses de 4 et même 7 milligrammes, citées par Gubler, s'appliquent à l'aconitine
amorphe. Même avec 1 à 2 milligrammes on devra
prévenir le malade des symptômes d'intolérance : ver-

tiges, fourmillements et engourdissement de la langue, saveur poivrée de la bouche, soubresauts des membres inférieurs, nausées, anxiété respiratoire. Quel que soit le dosage et même avec les granules au 1/10 de milligramme, le médecin doit toujours surveiller et constater par lui-même l'effet des premiers granules. Les injections hypodermiques ne doivent jamais être employées.

Datura. — Le *datura* était regardé par Trousseau et Pidoux comme très actif dans la névralgie faciale. Ils indiquaient comme ayant une action calmante réelle la pommade suivante :

Extrait de datura.................. } āā 10 grammes.
Cérat.......................... }

Ils employaient également des compresses imbibées avec une décoction chargée de 30 grammes d'extrait alcoolique pour 500 grammes d'eau. Le datura a été également donné à l'intérieur sous forme de pilules renfermant 2 à 3 centigrammes d'extrait. Le nombre des pilules prises chaque jour était progressivement augmenté jusqu'à production d'un peu de sécheresse de la bouche et de légers vertiges. Tous ces moyens sont aujourd'hui bien oubliés. Seules les cigarettes de datura, classiques contre l'asthme, méritent d'être connues dans la névralgie faciale et surtout dans la névralgie d'origine dentaire. Elles donnent, principalement dans les formes avec douleurs sourdes, persistantes, continues, un soulagement réel.

Belladone. — La *belladone* ne calme guère les névralgies qu'à très fortes doses, amenant l'éblouissement et le vertige. Les injections sous-cutanées d'atropine sont très toxiques. Les simples frictions indiquées par Trousseau sont elles-mêmes délicates à manier. Trousseau, dans la névralgie faciale et dans les névralgies à points très limités, faisait faire toutes les heures une friction avec IV à V gouttes de la solution suivante :

<pre>
Sulfate d'atropine................... 5 centigr.
Eau alcoolisée......................   5 grammes.
</pre>

Parfois même il appliquait des compresses de toile fine recouvertes d'un taffetas gommé et imbibées d'une solution moins active :

<pre>
Sulfate d'atropine .... 25 centigr.
Eau alcoolisée...................... 100 grammes.
</pre>

Ces moyens doivent être connus, mais en raison de leurs dangers, doivent être réservés à des cas exceptionnels.

Les cautères belladonés ont parfois donné à Trousseau des succès dans des névralgies et surtout dans des sciatiques ayant résisté à toutes les médications. Le cautère était appliqué entre l'ischion et le grand trochanter. Au lieu d'être pansé avec un pois simple, il était pansé avec le pois médicamenteux suivant :

<pre>
Extrait de belladone...............)
   —   d'opium................... } āā 10 centigr.
Poudre de gaïac....................) Q. S.
   —   de gomme adragante......... }   pour durcir.
</pre>

Ces pois devaient être très durs et séchés même à l'étuve, afin de n'abandonner que lentement leur principe actif.

L'*atropine* a été quelquefois donnée à l'intérieur. Bouchardat, par exemple, remplaçait la formule usuelle des pilules de Meglin par la formule suivante et la regardait comme beaucoup plus efficace :

<pre>
Valérianate de zinc................. 5 centigr.
Atropine...........................   1/2 milligr.
Miel...............................   Q. S.
</pre>

Pour une pilule.

Jusquiame. — La *jusquiame* a été longtemps regardée comme le médicament antinévralgique par excellence. On la donnait surtout sous forme de pilules de Méglin. Celles-ci ont dans les névralgies, en particulier dans les névralgies faciale et intercostale, une efficacité réelle. Voici leur formule :

Extrait de jusquiame noire......... ⎫
    —   de valériane............... ⎬ ãã 5 centigr.
Oxyde de zinc sublimé.............. ⎭

Pour une pilule.

Méglin (1) insistait beaucoup sur l'utilité de faire prendre immédiatement après la pilule une tasse d'infusion de tilleul et d'oranger. Dans les cas anciens et surtout dans ceux où les malades étaient affaiblis et fatigués par la violence des douleurs, il associait le quinquina.

Les doses atteintes chez certains malades semblent presque incroyables. Après avoir débuté par une pilule matin et soir, Méglin atteignait parfois jusqu'à 20 et même 30 pilules chaque jour. La tolérance pour la jusquiame, le principe actif du médicament, paraît extrêmement variable. Méglin remarque lui-même que l'activité du produit est également sujette à de grandes variations. Il est sage de débuter par une seule pilule par jour. On augmentera lentement en tenant compte des signes d'intolérance : vertiges, lourdeurs de tête, accidents gastriques. Une règle importante, une fois le soulagement obtenu, est de ne pas suspendre brusquement l'emploi des pilules, mais de les continuer, à doses décroissantes. Dans les cas anciens, Méglin maintenait fort longtemps après la guérison le traitement avec une ou deux pilules par jour.

Hyosciamine. — L'*hyosciamine* peut être employée pour remplacer la jusquiame. Elle s'emploie en granules

(1) MÉGLIN. — Recherches sur la névralgie faciale. Strasbourg, 1816.

de un milligramme pour l'hyosciamine amorphe, de un demi-milligramme pour l'hyosciamine cristallisée. L'augmentation doit être très progressive, très surveillée. La dose totale ne dépassera pas par jour 5 ou 6 granules. Les injections sous-cutanées sont à peu près abandonnées et offrent, en raison de l'absorption rapide, des dangers réels d'intoxication. MM. Lannois et Pont, dans un cas de tic douloureux de la face ayant résisté à la névrotomie, ont obtenu la guérison par les injections de chlorhydrate d'hyoscine (deux injections par jour d'un 1/5ᵉ de milligramme chaque).

Gelsemium sempervirens.— Le *gelsemium sempervirens* a eu vers 1875 quelques années de vogue passagère. Il paraît présenter une efficacité réelle. C'est malheureusement un médicament difficile à manier, d'activité semblant très variable. Jurasz, avec XX gouttes de teinture de gelsemium données chaque jour, a guéri 5 cas de névralgies rebelles dont 3 de la face, 1 du bras, 1 du nerf sciatique. La sciatique durait depuis un an et demi, les autres depuis plusieurs semaines. Elles avaient résisté à tous les traitements. Mais il n'est pas rare d'observer, même avec des doses faibles, des accidents assez sérieux : vertiges, vomissements, frissons, ptosis, diplopie, myosis, somnolence, parésie des membres inférieurs.

La gelsémine est un produit encore très mal défini, tantôt extrêmement actif sous forme de gelsémine cristallisée et aussi peu maniable que l'aconitine, tantôt mélangé de résines et d'effet très inconstant. Le gelsemium paraît d'ailleurs renfermer deux alcaloïdes distincts en proportions mal définies. L'un aurait l'effet calmant et antinévralgique, l'autre aurait une action tétanisante des plus redoutables. Bref c'est un médicament énergique, méritant d'être étudié, et même d'être employé dans certaines névralgies atroces ayant résisté à tout traitement, mais encore trop mal connu pour entrer dans la pratique journalière.

Antipyrine. — L'*antipyrine* n'a pas tenu toutes les espérances qu'avaient fait naître les premières recherches de Wolf et de Germain Sée sur son emploi dans les névralgies. Son efficacité dans la migraine est incontestable. Elle réussit assez bien dans les névralgies légères où tout réussit. Mais elle échoue dans les névralgies tenaces, graves, et en particulier le tic douloureux de la face. Les injections hypodermiques, plus actives, n'ayant aucun inconvénient, doivent être préférées dans la sciatique, la névralgie intercostale. Voici la formule la plus usuelle :

> Eau distillée........................   10 grammes.
> Antipyrine.......................... $2^{gr},50$

Chaque seringue de Pravaz renferme $0^{gr},25$ d'antipyrine.

Les lavements à l'antipyrine sont un bon moyen dans la sciatique et les névralgies lombaires ; on formulera :

> Eau tiède........................   120 grammes.
> Jaune d'œuf......................   n° 1
> Antipyrine ....   2 à 4 grammes.

Enfin dans toutes les applications de courant continu et en particulier pour la névralgie faciale, il est très utile de mouiller la plaque de feutre répondant au pôle positif avec une solution d'antipyrine au $1/10^e$. L'action sédative paraît notablement augmentée.

Cocaïne. — La *cocaïne* donne, quand l'injection peut-être faite au voisinage même du nerf douloureux, un soulagement aussi complet que la morphine. Toutefois elle n'a pas, comme cette dernière, l'avantage de procurer en même temps le sommeil. Parfois aussi l'action analgésique reste imparfaite. M. Pitres (1) a mon-

---

(1) Pitres. — XIII° Congrès international de médecine, août 1900. Section de neurologie. Comptes rendus, p. 592.

tré les raisons de cette action inconstante; le siège des excitations algésiogènes dans les névralgies est variable. La cocaïne permet de déterminer exactement ce siège. On peut ainsi en faisant successivement des injections sur les divers points du trajet des conducteurs sensitifs et au besoin jusque dans le canal rachidien, déterminer à quel niveau se produit complètement la suppression de la douleur. La cocaïne devient un agent de diagnostic précis en même temps que de traitement. Ce fait, (réserve gardée sur le danger aujourd'hui mieux connu des injections intrarachidiennes) peut être utilisé avant les interventions chirurgicales.

La solution employée est en général la solution au 1/50ᶜ. Malherbe (1) préférait toutefois une solution plus concentrée. Il injectait deux fois par semaine une demi-seringue de la solution au 1/20ᵉ. Malheureusement l'emploi de la cocaïne expose à la cocaïnomanie. Le malade, pour trouver du soulagement, est forcé de multiplier les injections. La cocaïnomanie est peut-être plus facile à supprimer que la morphinomanie. Mais ses accidents : déchéance physique et intellectuelle, attaques épileptiformes sont particulièrement redoutables.

La cocaïne en injections sera donc réservée aux cas intolérables. Dans le tic douloureux de la face, la méthode de M. Grandclément (de Lyon) a donné trois guérisons maintenues après six mois et un an. M. Grandclément associe l'antipyrine et la cocaïne dans la solution suivante :

Eau distillée	10 grammes.
Antipyrine	4 —
Cocaïne	5 centigr.

Les injections sont faites chaque jour *loco dolenti*. Trois injections suffirent dans le cas le plus heureux. Six semaines de traitement suffirent dans le cas le plus

____

(1) MALHERBE. — *Bulletin médical*, 27 janvier 1892.

tenace. Dans un quatrième cas, il y eut au bout d'un an récidive. Mais celle-ci céda après une série d'injections, moins longue que la précédente. Dans ce dernier cas, la cocaïne avait déterminé une atrophie des muscles de la région affectée et une anesthésie permanente de la peau. La médication semble donc agir par une véritable destruction des rameaux nerveux. C'est une nouvelle raison de réserver uniquement son emploi aux névralgies graves.

Dans les dernières séances de la Société médicale des hôpitaux, MM. Achard, Marie, Guillain ont présenté des faits assez nombreux de sciatiques immédiatement soulagées par des injections intrarachidiennes de cocaïne. La faiblesse des doses employées (un demi-centigramme dans quelques cas) supprime toute crainte d'intoxication. Cette méthode sera plus utilement discutée à propos de la sciatique. La crainte de la ponction rachidienne reste la principale objection.

M. Sicard (1) a obtenu les mêmes succès par l'injection de cocaïne dans l'espace épidural en dehors des méninges. Il fait pénétrer l'aiguille par l'articulation sacrococcygienne, très facilement abordable sous la peau. Ce procédé lui a réussi, ainsi qu'à M. Widal, non seulement dans la sciatique mais dans la névralgie intercostale et dans une gastralgie violente, symptomatique d'un ulcère de l'estomac. Il mérite une attention particulière.

Acétanilide, Exalgine, Phénacétine. — Outre ces médicaments déjà si nombreux, bien d'autres ont été proposés.

L'*acétanilide* se donne par cachets de 0^{gr},25 sans dépasser 2 grammes par jour.

L'*exalgine*, plus toxique encore, se donne par cachets de 0^{gr},20 sans dépasser 1 gramme ; même à dose de 0^{gr},25, elle détermine parfois de la gastralgie, des

----

(1) Sicard. — *Société médicale des hôpitaux*, séance du 10 mai 1901.

nausées, des vertiges. La formule suivante de Berne et Gouguenheim permet un emploi très fractionné :

Exalgine......................... 50 centigr.
Alcool à 90°...................... Q. S. pour dissoudre.
Sirop diacode......... .... 10 grammes.
Eau distillée.................... 90 —

Par cuillerée à bouche, en espaçant et surveillant les effets.

L'*anilipyrine*, combinaison d'acétanilide et d'antipyrine est plus maniable. Par cachets de $0^{gr},50$ sans dépasser 2 grammes, elle est mieux tolérée que l'acétanilide et semble aussi efficace.

La *phénacétine* a l'avantage d'une certaine durée d'action. On ne dépassera pas 1 gramme à $1^{gr},50$ par jour par cachets de $0^{gr},25$. Domanski l'a associée, surtout dans les névralgies rhumatismales, au salol et à la caféine :

Phénacétine.......................
Salol............................. } aa 2 grammes.
Caféine........................... 40 centigr.

Diviser en dix cachets : 2 à 4 par jour.

Traitement thermal. — Les *stations thermales* efficaces contre les névralgies et les névrites sont nombreuses. Les unes s'adressent surtout à la lésion locale (eaux sulfureuses, bains de boue); les autres, à l'état général (nervosisme, anémie).

Leurs indications peuvent être brièvement résumées, mais ce résumé sera forcément un peu schématique.

1° Néris, la station thermale la plus nettement spécialisée contre les névralgies, convient surtout en cas d'hystérie, de nervosisme. Son action dans la névralgie intercostale, dans la névralgie plantaire, est classique. Si peu stimulantes et si indifférentes de composition que soient les eaux de Néris, elles déterminent presque toujours au début une exacerbation suivie bientôt de soulagement et de guérison.

2° Bagnères de Bigorre convient, comme Néris, en cas d'excitation nerveuse.

3° Luxeuil, par la composition ferrugineuse de ses eaux est surtout indiqué en cas de chlorose et d'anémie.

4° Plombières a une spécialisation bien nelte contre les névralgies palustres et rhumatismales.

5° Les Eaux-Chaudes, autrefois célèbres en cas de rhumatisme chronique, de syphilis ancienne, d'intoxications minérales et surtout d'intoxication saturnine, ont l'action puissante des eaux sulfureuses.

6° Cette action se retrouve à Aix, aidée de procédés spéciaux d'hydrothérapie : douches-massages, douches avec étuve. Aix est la station classique contre la sciatique et surtout contre la sciatique des goutteux.

7° Cette action des eaux sulfureuses se retrouve également à Luchon, avec une indication spéciale en cas de syphilis ancienne ou d'herpétisme.

8° La Malou est surtout recommandable en cas de crises fulgurantes, de viscéralgies survenant au cours des polynévrites et rappelant les douleurs en éclair et les crises viscérales du tabes.

9° Les boues organiques de Dax et de Saint-Amand sont principalement conseillées contre la sciatique-névrite. Comme Néris, elles déterminent parfois au début un réveil des douleurs. En cas de contractures, de rétractions des muscles antagonistes aux muscles atrophiés leur action résolutive est souvent très remarquable. L'application des boues transportées à distance et réchauffées conserve une action très réelle.

10° Bourbonne enfin a son indication spéciale contre toutes les névralgies et névrites traumatiques, suites de contusion, de fracture ou de plaie par armes à feu ; vers la fin de la cure, les douleurs passent souvent par une période d'exacerbation.

2. — LE TRAITEMENT DE L'INSOMNIE.

A côté de la douleur, l'*insomnie*, dans les névralgies et les névrites, est souvent très tenace et très pénible. Elle peut dépendre exclusivement de la souffrance. Mais très fréquemment, surtout dans certaines névralgies-névroses de la neurasthénie, dans les polynévrites infectieuses, elle est à peu près indépendante de la douleur. Dans le premier cas, la morphine, ayant le double avantage d'agir à la fois sur la souffrance et sur l'insomnie, reste le médicament de choix. Dans le second cas, mieux vaut, suivant la remarque très juste de Raymond, préférer les hypnotiques ordinaires. La morphine est particulièrement contre-indiquée dans le cas de névrites infectieuses accompagnées de troubles cardiaques. Cette contre-indication est assez fréquente après la fièvre typhoïde et la diphtérie.

Le bromure réussit souvent très bien dans l'insomnie des neurasthéniques atteints de névralgies-névroses. Son association à la morphine permet d'obtenir avec de très faibles doses des deux médicaments un effet suffisant.

Le chloral est comme la morphine contre-indiqué en cas de lésions ou de troubles cardiaques accompagnant la névrite. Le sulfonal, la chloralose paraissent parfois augmenter les troubles moteurs et en particulier l'incoordination motrice. On doit donc éviter leur emploi, au moins dans la névrite des nerfs mixtes. Le trional, n'ayant aucun de ces retentissements fâcheux sur le cœur ou sur la motricité, est indiqué de préférence par Raymond par cachets de $0^{gr},50$ (deux à trois cachets) ; il amène un sommeil rapide, d'une durée peut-être un peu moins longue qu'avec le sulfonal. Le trional ne doit être donné que pendant quelques jours. A la longue ($1^{gr},50$ pendant deux mois) Gierlich a observé un effet nuisible sur le système nerveux et des accidents précisément analogues à ceux des polynévrites.

L'hypnal, mélange de chloral et d'antipyrine, donné à la dose de 1 gramme par cachets de $0^{gr},50$ est à la fois soporifique et analgésique. Mais son emploi doit être évité chez les cardiaques.

L'hypnone est absolument contre-indiqué. Il est aussi dangereux pour le cœur que l'hypnal. De plus il peut lui-même être une cause de névralgies. Huchard a vu son emploi déterminer des douleurs sous-orbitaires ou occipitales assez tenaces.

L'uréthane est très bien toléré par le cœur, l'estomac, et le système nerveux. Mais il agit très bien dans les insomnies simples, très peu dans les insomnies dépendant d'une douleur même légère. Huchard, qui a particulièrement étudié ce médicament, conseille la solution suivante :

Eau distillée........................ 100 grammes.
Uréthane............................ 20   —

Trois à 4 cuillerées à café le soir (1 gramme par cuillerée à café) dans une infusion de feuilles d'oranger.

La paraldéhyde paraît avoir une action spéciale contre les douleurs souvent si pénibles et l'insomnie des névrites alcooliques.

Sa saveur est très désagréable.

Elle est bien masquée dans la formule suivante d'Yvon :

Paraldéhyde......................., 10 grammes.
Alcool à 90°....................... 48   —
Teinture de vanille................ 2   —
Eau bouillie....................... 30   —
Sirop simple....................... 60   —

Une à 2 cuillerées (soit 1 à 2 grammes de paraldéhyde) de cet élixir le soir.

L'accoutumance est assez rapide.

(1) Voy. pour plus de détails sur les hypnotiques, A.-F. Plicque. — Traitement hygiénique et médicamenteux de l'insomnie. *Presse médicale*, 1898, nᵒˢ 75 et 78.

III. — LA NÉVRALGIE FACIALE

1. — LA NÉVRALGIE FACIALE BÉNIGNE.

La névralgie faciale est, dans ses formes bénignes, la plus fréquente, elle est dans ses formes graves la plus terrible de toutes les névralgies. Ces deux formes sont extraordinairement différentes comme intensité, comme symptômes (douleurs continues dans un cas, convulsions épileptiformes dans l'autre), comme résistance au traitement.

Causes. — La névralgie commune bénigne a souvent des causes périphériques banales : habitation dans un logement humide, séjour au bord de la mer pendant la mauvaise saison, évolution de la dent de sagesse, carie dentaire. Après l'avulsion des dents, la périostite condensante au niveau de l'alvéole vide peut englober des filets nerveux. Cette névralgie des édentés, bien étudiée par Duplay, cède à une opération relativement bénigne, la résection du rebord alvéolaire. Elle ne cède guère qu'à cette résection. Les anomalies de la réfraction, en particulier l'astigmatisme, constituent une cause intéressante cédant bien à l'emploi de verres appropriés. Le port d'un dentier mal fait, appuyant sur des racines cariées, le port d'un dentier conservé jour et nuit, le port d'un œil artificiel mal adapté en contact avec un moignon oculaire enflammé et douloureux, les otites, les corps étrangers du conduit auditif ont une action banale et facile à comprendre. Franck faisait jouer un grand rôle aux affections de l'estomac, du foie et de l'intestin. Il avait créé toute une série de variétés : prosopalgies gastriques, hépatiques, hémorroïdaires. Le rôle de ces affections, le rôle de la constipation, celui de l'anémie agissant sans doute par auto-intoxication sont incontestables. Certains cas aigus, consécutifs à un refroidissement, semblent vraiment d'origine rhumatismale. Ils peuvent s'accompagner de troubles vaso-moteurs, d'une véritable fièvre locale. Van Swieten a particulièrement décrit cette *febris topica* névralgique. Il insistait sur l'utilité des émissions sanguines. Rendu, dans ces formes congestives, conseille encore les sangsues appliquées derrière l'oreille. Employées dès le début, elles donnent un grand soulagement.

L'existence d'une névralgie par anémie locale est plus douteuse. Le rôle général de la chlorose et de l'anémie est d'ailleurs incontestable. Mais l'indication donnée dans cette prétendue névralgie anémique : combattre le spasme vaso-moteur par des inhalations de nitrite d'amyle est un peu théorique.

Traitement interne. — Parmi les nombreux moyens étudiés en général, quels sont ceux s'appliquant le mieux à la névralgie faciale? Comme moyens internes, l'aconit doit être signalé au premier rang. Il a vraiment sur le trijumeau une action élective. Un des premiers symptômes d'intolérance est précisément l'engourdissement de la face et de la langue. On a vu, même avec les granules d'aconitine dosés au $1/10^e$ de milligramme, quelles précautions et quelle surveillance exigeait son emploi. Medclaff a proposé pour l'emploi spécial contre la névralgie faciale la formule complexe suivante :

Teinture de racines d'aconit....... ⎫
   —   de semences de colchique. ⎬ āā 3 grammes.
   —   de belladone............. ⎭

Six gouttes toutes les six heures.

Un médicament analgésique non encore mentionné, la vératrine, aurait une indication particulière dans les névralgies accompagnées de céphalées, de vertiges, de troubles cérébraux. Les doses sont de 2 à 3 milligrammes par granules d'un milligramme. Dans ces névralgies souvent prodromiques d'une paralysie générale au début, la syphilis possible ne saurait être trop soigneusement recherchée.

Un autre médicament, le croton-chloral, bien étudié par Weill et par Worms, paraît avoir, comme l'aconit, une action élective sur la face. Ses doses sont de 0^{gr},50 à un gramme. Voici la formule de Weill :

Croton-chloral......................
Poudre de réglisse.................   ãã 1 gramme.
Conserve de roses.................

Pour vingt pilules; en prendre une toutes les heures.

Voici la formule de Worms :

Croton-chloral........................ 1 gramme.
Glycérine pure........................
Eau................................   60 grammes.
Essence de menthe................. III gouttes.
Sirop simple........................ 25 grammes.

Par cuillerées à café toutes les deux heures.

Outre son action analgésique, le croton-chloral possède une action hypnotique utile.

Reste enfin le phosphate de soude mentionné par Crocq comme ayant guéri des cas rebelles à toute autre médication. On injecte par jour un à trois centimètre cubes de la solution suivante :

Phosphate de soude................ 1 gramme.
Eau de laurier-cerise.............. 50 grammes.

Traitement externe. — Comme moyens locaux, les courants continus, en utilisant l'effet calmant du pôle positif, ont une grande efficacité. Ils réussissent bien en particulier dans les douleurs sourdes et tenaces consécutives au zona ophtalmique. Le stypage est plus facile à manier et aussi efficace que les pulvérisations directes de chlorure de méthyle. L'emploi du chlorure de méthyle n'expose-t-il pas à ces dépôts pigmentaires fréquents dans les autres régions et pouvant être particulièrement désagréable à la face? Debove a insisté sur l'extrême rareté, le degré très léger et transitoire de ces dépôts.

Il explique cette rareté de la pigmentation par l'extrême richesse vasculaire de la face et la régénération rapide des épithéliums.

2. — LES NÉVRALGIES FACIALES HYSTÉRIQUE ET ÉPILEPTIQUE.

L'hystérie, l'épilepsie donnent des formes spéciales rentrant d'ailleurs plutôt dans la forme grave et convulsive. Les névralgies faciales, et en particulier le tic douloureux de la face d'origine hystérique, sont loin d'être très rares. Leurs existence a été bien établie par M. Gilles de la Tourette (1). Tandis qu'aux membres les douleurs prennent plutôt le caractère de douleurs et d'hyperesthésie superficielle que celui de névralgies vraies, à la face elles peuvent prendre le caractère de douleurs profondes, présenter les points douloureux classiques, amener le tic épileptiforme vrai. Le diagnostic différentiel peut donc être assez difficile. Il présente une grande importance, car il est nécessaire d'éviter des traitements trop actifs et surtout une intervention chirurgicale, dans des accidents plus bruyants que sérieux, et guérissant plus ou moins facilement, parfois comme par miracle, sous l'influence d'une thérapeutique suggestive.

Dans la névralgie sans paroxysmes convulsifs, les médications assez simples réussissent en général. Le valérianate de zinc (2 à 4 pilules de 5 centigrammes par jour) suffit souvent. Tout au plus convient-il d'agir en même temps, en cas de stigmates d'hystérie, sur l'imagination de la malade et, tout en employant les moyens les plus inoffensifs, d'insister sur leur efficacité.

Le tic douloureux hystérique est plus tenace, plus grave. Déterminer sa nature réellement hystérique offre

---

(1) GILLES DE LA TOURETTE. — *Progrès médical,* 1891 et Leçons sur les maladies du système nerveux. Paris, 1898, p. 221.

un intérêt très grand. Voici les signes différentiels indiqués par Gilles de la Tourette. Très souvent la douleur est annoncée par un aura : boule remontant du creux épigastrique vers le cou, bourdonnements d'oreilles, battements dans les tempes, hallucinations passagères. Les élancements douloureux paroxystiques sont atroces. Mais ils surviennent par crises longues et espacées. La durée de l'accès n'est plus de une à deux minutes comme dans le tic douloureux vrai. Elle se prolonge deux à trois heures et même plus. En revanche le nombre au lieu d'être de plusieurs dans la même journée n'est souvent que de deux à trois par semaine. Enfin, alors que dans la névralgie vraie l'accalmie immédiate avec persistance de l'intégrité mentale succède à l'accès, dans l'exaltation douloureuse d'origine hystérique, partie d'un rameau de la 5e paire jouant le rôle d'une zone hyperesthésique hystérogène la scène morbide se termine souvent par une crise convulsive, accompagnée et suivie de phénomènes psychiques qui jugera à elle seule la nature de la maladie.

L'épilepsie joue-t-elle parfois un rôle dans la production du tic douloureux de la face? Trousseau le croyait; pour lui, le tic douloureux pouvait être assez fréquemment un équivalent de l'accès comitial vrai, d'où le nom de névralgies faciales épileptiformes. Féré a rapporté quelques observations très démonstratives. Mais le fait semble assez rare. L'équivalence paraît s'appliquer plus fréquemment à certains cas de migraine ophtalmique simulant la névralgie de la branche supérieure du trijumeau qu'au tic douloureux vrai. Le critérium thérapeutique (et c'est là le seul intérêt de cette discussion) reste d'ailleurs presque toujours négatif. Comme le remarque Ballet, le traitement bromuré est, dans le tic douloureux, aussi remarquablement inefficace qu'il est fatalement actif contre les manifestations comitiales. Dans la migraine ophalmique au contraire, le bromure donne des succès fréquents et remarquables à côté d'insuccès complets. Peter a cependant rapporté une guérison très nette d'un tic douloureux de la face guéri par le bromure de potassium. Le bromure de strontium étudié par Laborde paraît plus efficace encore. Pour le diagnostic de cette forme rare, on peut signaler avec Chipault une certaine disproportion entre l'intensité du tic convulsif et celle de la douleur. Malgré la violence apparente des crises et l'intensité des secousses musculaires, le malade n'éprouve qu'une souffrance relativement modérée. On évitera autant que possible les interventions chirurgicales. L'épilepsie cause réelle ou simple coïncidence, constituait même toujours, d'après Nicaise, une contre-indication formelle aux diverses opérations. Leur gravité augmenterait non seulement en cas d'épilepsie vraie mais surtout en cas d'épilepsie larvée. Nicaise a vu, chez un malade de ce genre, une mort inexplicable dans le coma, après une simple résection du nerf dentaire inférieur. Le très grand nombre d'interventions diverses pratiquées dans ces dernières années contre l'épilepsie combat, comme nous le faisait remarquer Chipault, en ce qu'elle a de trop absolu cette objection de Nicaise. Les cas malheureux observés par ce dernier sont sans doute de simples accidents.

3. — LE TIC DOULOUREUX DE LA FACE.

Tous les médicaments analgésiques ont été bien entendu essayés dans la névralgie faciale. Tous, même à fortes doses, échouent — à peu près constamment — dans le tic douloureux.

Morphine. — Ballet insiste justement et avec une grande énergie sur le danger et l'inutilité de la morphine. Le calme qu'elle provoque au début n'est bientôt maintenu qu'à condition d'accroître progressivement les doses. Bientôt le soulagement obtenu par chaque injection est passager et insignifiant. Quelquefois même la morphine semble fournir comme un aliment à la douleur. En tout cas, aux souffrances occasionnées par la névralgie, viennent s'ajouter les malaises et les divers inconvénients ou dangers qu'amène à sa suite la morphinomanie. Il n'est guère de situation plus pénible que celle des malheureux prosopalgiques devenus morphinomanes.

Traitement de Trousseau. — Au fond comme traitement médicamenteux on en revient toujours comme dernier espoir au traitement de Trousseau : l'opium à haute dose. Charcot, Gilles de la Tourette, Ballet (1) ont indiqué quelques précautions utiles pour assurer la tolérance : 1° emploi de pilules de 2 centigrammes, molles, afin de faciliter l'absorption et très régulièrement dosées ; 2° début par trois pilules au moins, en augmentant d'une pilule par jour jusqu'à ce que les crises douloureuses soient calmées (il faut presque toujours atteindre au moins $0^{gr},20$) ; 3° laxatifs légers en cas de constipation, thé, café, champagne, stimulants diffusibles en cas de céphalée et de somnolence ou de diarrhée ; 4° maintenir, une fois le soulagement obtenu, la dose maximum pendant cinq à six jours et ne diminuer que très progressivement. Il est important et malheureusement fort difficile (c'est là l'écueil de cette excellente médication) d'éviter les rechutes. Et très souvent dans les rechutes la reprise de l'opium, même aux fortes doses primitivement atteintes, se montre insuffisante. Souvent aussi l'intolérance est plus grande. Mais malgré tout, ce traitement est le moins inefficace de tous les traitements médicaux. « Dans la grande névralgie faciale, sauf le cas de syphilis, l'opium, malgré ses inconvénients, malgré la possibilité d'une récidive, reste le médicament de choix. »

Sulfate de cuivre ammoniacal. — En cas d'échec de la méthode de Trousseau, on pourrait essayer une médica-

---

(1) G. BALLET. — *Bulletin médical*, 29 mars 1899.

tion plus infidèle, mais qui, elle aussi, compte cependant des succès : le sulfate de cuivre ammoniacal préconisé par Féréol (1). Le sulfate de cuivre ammoniacal agit peu sur l'élément douleur en général ; il échoue complètement contre les névralgies diverses : sciatiques, névralgie intercostale, névralgie faciale à souffrances continues. Mais il a une action vasomotrice incontestable et paraît agir en modifiant les phénomènes congestifs qui accompagnent souvent le tic douloureux de la face. Comme le tartre stibié, il détermine du ralentissement du pouls, un état de légères nausées et de malaises. Mais il provoque très souvent de la diarrhée et des vomissements. Féréol donnait à chaque repas trois cuillerées de la potion suivante :

Eau distillée......................	100 grammes.
Sirop de menthe..................	30 —
Sulfate de cuivre ammoniacal.......	15 centigr.

La sédation et le sommeil surviennent souvent dès la première potion. Mais, pour éviter les récidives, il faut continuer le médicament pendant une dizaine de jours. Dans un cas, le soulagement obtenu ne fut définitif qu'au dixième jour. Féréol rapporte d'ailleurs un insuccès complet, dans sa communication, à côté de trois guérisons chez des malades traités inutilement par tous les autres moyens (aconit, bromure, chloral, quinine, gelsemium).

Électricité. — Comme autres moyens la faradisation au pinceau avec un courant aussi énergique que possible, employée par Duchenne de Boulogne, est un procédé extrêmement douloureux. Duchenne lui-même reconnaît l'intensité des souffrances provoquées et la rareté des succès dans le tic douloureux de la face. Le procédé de la faradisation par la main électrique est plus acceptable. Il réussit fort bien dans les formes à douleurs

---

(1) FÉRÉOL. — *Bulletin de l'Académie de médecine*, 1879, t. VIII, nº 13.

continues non convulsives. Un des pôles est placé à la nuque. L'autre est tenu dans la main de l'opérateur. Un massage très doux est fait avec l'index et le médius sur tous les points douloureux. Il est possible par ce procédé d'agir même sur le point intrabuccal. Le courant doit être très doux, facilement supporté et donner une sensation de fourmillement plutôt que des secousses vraies.

Le courant continu, en ayant soin d'utiliser les propriétés analgésiques du pôle positif, donne aussi de nombreux succès. Ceux-ci sont malheureusement plus rares dans le tic convulsif que dans la névralgie continue. La plaque positive sera très utilement humectée soit avec une solution d'antipyrine au $1/10^e$ ou de cocaïne au $1/50^e$. Elle est appliquée successivement pendant trois à quatre minutes sur chaque point douloureux. La plaque négative est mise à la nuque. Une intensité de 5 à 6 milliampères est suffisante. Ce procédé est très efficace dans les névralgies consécutives au zona ophtalmique. Pour éviter les phosphènes, les vertiges, il importe d'augmenter et de diminuer lentement, progressivement le courant. Les interruptions, les variations brusques d'intensité pourraient même déterminer des syncopes.

Ces précautions sont plus indispensables encore dans le procédé des hautes intensités, dû à Bergonié de Bordeaux (1). Ce procédé où l'intensité atteint au moins 35 milliampères et dépasse souvent 50, repose sur une remarque très juste. Ce qui rend le courant intolérable, c'est moins l'intensité que la densité sur un point donné. En employant des électrodes spéciales, très grandes, ayant la forme de la moitié du visage, absolument moulées et appliquées sur la peau au moyen de bandes de caoutchouc, la densité diminue. Celle-ci n'est en effet que le quotient de l'intensité du

____

(1) *Presse médicale*, 5 janvier 1898, p. 5. — Voy. BORDIER, *Précis d'Electrothérapie.*

courant exprimée en milliampères par la surface en centimètres carrés de l'électrode utilisée. Plus cette surface augmente, plus l'application est parfaite et plus la tolérance est absolue. L'application du courant est de un quart d'heure au moins, elle atteint souvent une demi-heure sans provoquer ni phlyctènes, ni brûlures. Pour assurer le passage parfait du courant sans variations brusques, les plaques sont garnies de feutre très épais et soigneusement mouillé. L'électrode négative, deux fois plus grande encore que l'électrode positive du visage et ayant 4 à 500 centimètres carrés, est placée dans le dos, au niveau des premières vertébrales dorsales descendant jusqu'aux premières lombaires. Ce procédé ne réussit pas seulement dans les formes névral-giques continues. Son action est très efficace même dans le tic douloureux. A cette intensité, l'action analgésique du courant continu est en effet très puissante. Quand on retire l'électrode positive du visage, toute trace d'hyperexcitabilité dans la moitié de la face électrisée a disparu. Les frôlements, les pressions ne provoquent plus le spasme douloureux. Peut-être même tout ne se borne-t-il pas à cette analgésie superficielle. Bergonié, se basant sur les lois physiques de la conductibilité, croit que les trous osseux de la face et par suite les branches du trijumeau jusqu'au ganglion de Gasser sont les principales voies suivies par le courant pour gagner l'électrode dorsale ; or l'intensité employée est déjà suffisante pour produire une véritable électrolyse.

Deux précautions seulement sont indispensables pour l'emploi de cet excellent procédé : 1° toute interruption, toute mise en train, toute diminution ou augmentation brusque du courant amèneraient avec cette intensité des vertiges intenses et parfois la syncope; 2° l'intensité de 50 milliampères avec un électrode de 200 centimètres carrés bien appliqué est en général tolérée sans brûlures. Mais en raison de susceptibilités individuelles, on n'atteindra cette intensité qu'après quelques séances

Un malade de Bergonié n'a jamais pu dépasser 30 milliampères. Toute sensation de chaleur, de brûlure, au cours de l'application, obligera à diminuer (lentement) l'intensité du courant.

L'électricité statique compte, elle aussi, des succès. Elle est même dans les névralgies faciales hystériques un procédé de choix. Les étincelles sont un procédé un peu brutal, un peu douloureux, comparable au pinceau faradique. Comme ce dernier, elles aggravent parfois les névralgies qu'elles ne soulagent pas. L'emploi du souffle, procédé plus doux, toujours bien toléré et inoffensif, est infiniment préférable.

L'emploi de l'électricité, même dans la forme la plus défavorable : le tic douloureux, permettra donc souvent d'éviter l'intervention chirurgicale.

En cas de récidives après cette intervention, l'électricité et surtout le courant continu constituent encore un excellent moyen. Ces récidives semblent même céder plus facilement que la première atteinte de névralgie, avant l'intervention. Il importe de faire le traitement dès le début, sitôt qu'apparaît la récidive. Ce traitement électrique précoce augmentera beaucoup le nombre des succès durables donnés par les interventions.

Opérations chirurgicales. — Restent enfin les opérations chirurgicales. Ces interventions radicales prétendant à détruire le mal en l'attaquant à sa racine méritent à vrai dire, suivant la spirituelle expression de G. Ballet plutôt leur nom par leurs prétentions que par leurs résultats. L'amélioration fait rarement défaut. Mais celle-ci est souvent transitoire. Il faudrait un intervalle de deux ans au moins entre l'opération et la publication de l'intervention pour apprécier réellement le résultat.

NÉVROTOMIE. — La névrotomie simple, l'opération la plus facile et la plus bénigne, donne rarement des succès durables. Par contre les résections, sur une longueur aussi étendue que possible du rameau nerveux atteint, restent un excellent procédé. Elles ont souvent abouti à des guérisons durables. En raison de leur bénignité et de leurs succès fréquents ces résections doivent, pour Chipault, être toujours essayées tout d'abord. La multiplicité des branches atteintes, bien qu'étant en général un symptôme en faveur d'une origine centrale, n'est pas elle-même une contre-indication absolue. Parfois même la résection d'une seule branche, la plus douloureuse, a pu suffir. La valeur théorique de l'objection souvent faite contre ces résections de rameaux périphériques : l'origine centrale de la plupart des névralgies et surtout des névralgies étendues à la totalité du trijumeau, est elle-même discutable. L'accalmie transitoire, qui fait rarement défaut, prouve tout au moins, suivant la remarque de Ballet, une action puissante de ces sections périphériques sur les prolongements centripètes du neurone. Elle permet d'espérer dans quelques cas une réaction plus durable et une disparition de l'irritation centrale.

Quels sont les résultats immédiats et éloignés des névrotomies ? Sur 135 opérations réunies par Wagner, on trouve 6 décès appartenant pour la plupart à la période préantiseptique et 10 insuccès immédiats. Sur les 119 améliorations obtenues, on en compte 24 d'une durée inconnue et 18 suivies seulement pendant quelques mois. Mais on note aussi 25 succès semblant définitifs et maintenus après plusieurs années. On trouve enfin signalées 52 récidives dont 20 survenues après plus d'un an.

. Cette question des insuccès immédiats et des récidives précoces a été bien étudiée par Chipault. Les névrectomies n'enlevant qu'un très petit segment de nerf, les simples névrotomies à plus forte raison sont suivies d'une cicatrisation et d'une régénération extrêmement rapide. Dans les opérations pour récidives, quand on examine le point du nerf primitivement opéré, on est surpris de la régénération parfaite. Celle-ci est parfois telle qu'on mettrait presque en doute la réalité de la première sec-

tion. Les récidives presque immédiates, l'absence de
tout soulagement dans quelques cas ne s'expliqueraient-
elles pas parfois mieux par une névrotomie restée incomplète que par une régénération demandant au moins
quelques jours ?

Afin d'éviter sûrement la régénération et les résections
incomplètes, Chipault pratique systématiquement et
d'emblée la résection périphérique totale depuis les
bouquets terminaux (y compris ceux-ci) jusqu'au point
où est supposé être le siège du mal, le plus haut possible.
Les perfectionnements apportés à la technique opératoire pour la première branche par Villar, pour la
deuxième par Segond, Potherat (1), Béjàrano, pour la
troisième par Chipault (2), permettent une résection très
étendue. Quand une branche est particulièrement
atteinte, le mieux est de la réséquer tout d'abord. Les
autres branches ne sont opérées qu'en cas de récidive.
Cette méthode des opérations successives a donné à
Chipault de très beaux succès. Même en cas d'une
névralgie totale exigeant la résection simultanée des
trois branches, l'opération reste encore assez simple.
Elle offre peu de danger puisqu'il s'agit d'interventions
seulement extracraniennes et n'entraîne aucune muti-
lation grave cutanée musculaire ou osseuse. Une des guérisons ainsi obtenue chez une femme de soixante et un
ans, souffrant depuis plus de sept ans, et ayant déjà subi
une résection partielle du dentaire inférieur, date de
plus de quatre ans. La technique opératoire elle-même
exigerait trop de détails pour être résumée dans cette
étude. La thèse de Bejàrano (3) la décrit d'une façon très
complète.

(1) POTHERAT. — Résection du nerf maxillaire inférieur. *Sociéte
de chirurgie*, 19 avril 1899.

(2) Voy. pour la technique détaillée : DOYEN in CHIPAULT, *Travaux
de neurologie chirurgicale*, 1898, p. 230.

(3) BÉJARANO. — Traitement de la névralgie faciale. Th. de Paris,
1899.

Résection du ganglion de Gasser. — La résection du Ganglion de Gasser, proposée en 1893 par Krause et par Doyen, a donné des succès très complets et très durables. Le procédé de Doyen permet en particulier une extirpation absolument totale avec les diverses branches et non un simple curage de la loge ganglionnaire. Cette opération a été depuis étudiée très complètement par M. Quénu, Sébileau, Poirier et surtout Gérard-Marchant. Elle semble bien répondre à l'indication d'intervenir sur un point aussi élevé, aussi rapproché des centres nerveux que possible. Mais elle ne semble pas absolument mettre à l'abri des récidives dues au rétablissement de la continuité nerveuse. La principale objection faite de plus à la résection du ganglion de Gasser (1) est sa gravité opératoire. L'hémorragie est d'ordinaire très abondante, parfois difficile à maîtriser ; la durée de l'intervention est longue, laissant au réveil un shock considérable. En dehors de ces dangers immédiats, on doit redouter les hémorragies secondaires, les accidents septiques. En raison du voisinage des méninges, la moindre infection (et l'antisepsie parfaite est dans cette région assez difficile) devient très redoutable. Enfin les malades atteints de tic douloureux sont souvent des sujets déjà âgés, peu résistants. Sur les 94 interventions relatées dans la statistique de Gérard-Marchant, on compte 17 décès. En dehors de ces accidents graves, on voit souvent des infirmités pénibles du côté des paupières, des voies lacrymales et de l'œil. Les ulcérations de la cornée, l'hypopion, la suppuration du sac lacrymal et les troubles trophiques dus à l'ablation du ganglion peuvent donner des complications tardives et très sérieuses. Les résultats thérapeutiques sur le tic douloureux semblent toutefois, d'après les observations publiées très satisfaisants, M. Gérard-Mar-

(1) Mauclaire. — Traitement chirurgical de la névralgie faciale. *Presse médicale*, 9 juin 1897.

chant (1) n'a relevé que quatre récidives. Il est vrai que comme pour toutes les opérations nouvelles, curieuses, importantes, les observations ont été presque toujours publiées très peu de temps après l'intervention.

Le rôle attribué aux phénomènes vaso-moteurs a conduit à d'autres interventions. La ligature de la carotide après une période de vogue est aujourd'hui abandonnée. Cependant Patruban lui attribue 6 guérisons sur 7 cas opérés. Mais toutes les interventions chirurgicales graves ne peuvent-elles, ne fut-ce que par la perte de sang et le shock opératoire, modifier au moins temporairement une névralgie ?

La résection du ganglion cervical supérieur du grand sympathique a été proposée par Chipault, partie pour modifier les conditions circulatoires, partie en raison des parentés épileptiques de certains tics douloureux. Fait intéressant et curieux, le résultat immédiat de cette résection paraît d'abord assez insuffisant. Après quelques jours d'accalmie, la récidive semble survenir. Mais, d'après deux observations, les résultats éloignés seraient, et sans intervention ni traitement nouveaux, beaucoup plus satisfaisants. L'amélioration, incomplète d'abord, paraît ensuite s'accentuer de mois en mois. Si les faits de ce genre se multipliaient, le pronostic éloigné de l'intervention deviendrait donc très favorable.

IV. — LES NÉVRALGIES DU MEMBRE INFÉRIEUR.

1. — LA SCIATIQUE.

La sciatique est la plus fréquente et la plus importante des névralgies du membre inférieur. Mais en

(1) GÉRARD-MARCHANT. — *Revue de chirurgie*, avril 1897, p. 287 et *Société de chirurgie*, 26 octobre 1898.

raison de leur rareté même, les névralgies des autres nerfs sont souvent méconnues et prises à tort pour des sciatiques. Quelques-unes d'entre elles et surtout la névralgie paroxystique ont cependant, comme on le verra, une existence bien individuelle et un traitement très particulier. La sciatique elle-même est une affection complexe à formes très variées. Sur 20 cas de sciatique, disait avec ironie Hutchinson, le diagnostic est inexact 19 fois. Ce paradoxe renferme dans son exagération une réelle vérité pratique. La névralgie pure, rhumatismale, produite par le froid humide, existe. Elle est singulièrement plus rare que les névralgies et névrites, moins aiguës peut-être, mais plus douloureuses et plus tenaces, simples manifestations d'une cause, soit générale, soit locale.

Comme cause générale la syphilis est thérapeutiquement la plus importante. Baudy (1) a récemment indiqué quelques caractères spéciaux de la sciatique syphilitique : coexistence fréquente d'autres manifestations nerveuses, douleur sourde occupant plutôt le tronc du nerf que s'irradiant vers les extrémités, gonflement fréquent et perceptible du tronc nerveux. La sciatique syphilitique type s'observe surtout à la période tertiaire. Bilatérale, elle dépend presque toujours d'une altération des méninges ou de la moelle et exige un traitement spécifique particulièrement énergique.

La blennorragie, dont le rôle est très fréquent, a plus d'intérêt scientifique que thérapeutique. Ces sciatiques blennorragiques ont un début subit, instantané, une apogée très rapide et sont fort douloureuses. Mais leur décroissance est également rapide ; leur durée reste finalement assez courte ; elles cèdent souvent avant l'écoulement. Ces sciatiques sont assez fréquemment bilatérales. Gosselin a signalé une confusion diagnostique assez importante. Les arthropathies sacro-

---

(1) BAUDY. — *Saint-Louis Medical Review*, 29 septembre 1900.

iliaques sont prises parfois pour une névralgie simple.

Le diabète donne des sciatiques très tenaces tantôt simples tantôt bilatérales et symétriques. Les douleurs peuvent simuler les crises fulgurantes du tabes.

La tuberculose et surtout la tuberculose au début doit être également connue comme cause générale de sciatique, Peter a justement signalé sa fréquence. La névralgie devient alors bien insignifiante, en comparaison de la lésion pulmonaire.

Comme causes locales, la compression produite par des déviations utérines, par la constipation habituelle et l'accumulation de matières dans l'S iliaque, par des fibromes utérins, doit toujours être recherchée. Le rôle des varices, l'amélioration donnée dans la sciatique des variqueux par le repos en décubitus horizontal, par le port de bas élastiques remontant très haut ont été bien étudiés par Quénu. Franck ne craignait pas d'insister sur des causes plus banales : sièges trop durs, mal rembourrés ou à coussins de cuir trop froids.

Toutes les affections des organes génito-urinaires (utérus, ovaires, testicules, rectum, vessie) s'accompagnent souvent de sciatique. La névralgie peut parfois s'expliquer par une compression directe ou due à une adénopathie. Mais souvent, dans le cas d'hémorroïdes ou même de simples marisques flétries, de polypes indolents du vagin, elle paraît purement réflexe.

L'hystérie enfin peut donner une forme tout à fait spéciale, bien isolée par Babinski, Achard et Soupault. Ici la sciatique succède à une attaque convulsive. Elle s'accompagne d'hémianesthésie. Elle peut guérir par la suggestion. L'électricité statique, agissant peut-être comme moyen suggestif, donne, employée dans cette forme en effluves ou en étincelles, les meilleurs résultats.

Cette enquête étiologique, à laquelle il faut encore ajouter l'impaludisme, une fois terminée, le traitement se fonde sur la grande division entrevue par Lasègue : en sciatiques bénignes et sciatiques graves, bien précisée par Landouzy : en sciatique-névralgie simple et sciatique-névrite.

1° SCIATIQUE-NÉVRALGIE.

La sciatique-névralgie est aiguë, très douloureuse. Elle peut condamner le malade au repos absolu, exiger même l'emploi d'un matelas d'eau, l'immobilisation par une gouttière ou, suivant la pratique d'Hammond, par une longue attelle latérale allant du pied à l'aisselle. L'intensité des souffrances pourra même obliger à pratiquer une injection de morphine. Mais cette forme cède assez vite aux moyens locaux. S'il existe un point particulièrement sensible, l'application de quelques sangsues peut être très utile. Les pulvérisations de chlorure de méthyle, faites sur une surface très étendue, donnent presque toujours un soulagement immédiat. La faradisation au pinceau, avec un courant aussi énergique que possible, est un moyen très pénible mais très efficace. Duchenne recommandait de la pratiquer sur la peau bien sèche, desséchée même avec une poudre absorbante. Il procédait par une véritable fustigation, cherchant à produire sur la peau de larges plaques érythémateuses. Parfois même il cherchait une révulsion à distance, faradisant par exemple le lobule de l'oreille ou la sous-cloison du nez. Tous ces procédés calment bien la douleur. Mais celle-ci reparaît atténuée, modifiée après quelques heures. Aussi Duchenne conseillait-il de multiplier les séances, « de pourchasser la névralgie ». — Dans l'intervalle des séances, l'enveloppement du membre avec de l'ouate et un taffetas gommé pour produire une sudation légère est très utile. La fleur de soufre, souvent employée en Angleterre pour saupoudrer tout le membre, est aussi un bon topique local. Les bains de vapeur sèche ou humide, les bains sulfureux très prolongés (Krishaber conseillait de les faire durer plusieurs heures) calment aussi les douleurs. Ils sont spécialement indiqués en cas de sciatique nettement consécutive à un refroidissement.

Les injections intrarachidiennes de cocaïne constituent un procédé nouveau et méritant une grande
attention. M. Achard a eu l'idée ingénieuse d'employer les
injections intra-arachnoïdiennes de cocaïne à la dose de
1 à 2 centigrammes. La technique est la même que
pour l'anesthésie chirurgicale et la solution employée
est soigneusement stérilisée à l'étuve. Ces injections
déterminent de l'anesthésie dans les membres inférieurs
et un soulagement complet. MM. P. Marie et Guillain
ont obtenu une amélioration rapide, sans anesthésie
cutanée, avec une seule injection de 5 milligrammes
(une demi-seringue de la solution au 1/100ᵉ) et sans
production d'anesthésie. M. Touche a signalé le fait
curieux de sciatiques soulagées par la ponction de
l'arachnoïde, faite dans un but de diagnostic et sans
aucune injection anesthésique. M. Sicard a obtenu le
même effet calmant tantôt avec la cocaïne, tantôt avec
l'injection sous-arachnoïdienne d'un sérum physiologique contenant uniquement 7 grammes de chlorure de
sodium pour 1000. En ce cas, comme dans les ponctions
faites par M. Touche, le mode d'action paraît purement
mécanique. Tous ces faits offrent un très grand intérêt.
Mais en ce qui concerne la cocaïne, des doses de un centigramme ont parfois amené des accidents déjà pénibles
(fièvre, céphalée, vomissements). La simple ponction
lombaire elle-même ne saurait être regardée comme une
opération insignifiante. Si certain que paraisse le soulagement obtenu, l'intensité des douleurs n'est peut-être
pas à elle seule une indication suffisante. On dispose
pour la soulager de moyens plus inoffensifs. Les ponctions et injections intrarachidiennes ne sauraient intervenir qu'après l'échec de ces moyens (1).

Ce danger de la ponction rachidienne disparaît d'ailleurs avec la méthode épidurale de Cathelin (2).

(1) *Société de neurologie*, 7 mars 1901.
(2) Cathelin. — La ponction du canal sacré et la méthode épidurale. *La Presse médicale*, 25 juin 1901.

Cette objection ne s'appliquerait pas à un autre procédé également nouveau ; les injections de sérum artificiel faites au voisinage du nerf et assez profondément. Ces injections sont parfaitement tolérées. Si récent que soit leur emploi, elles semblent néanmoins plutôt applicables aux formes tenaces et subaiguës (1).

Par contre toutes les injections irritantes substitutives de chloroforme, de nitrate d'argent, faites au voisinage du nerf sont aujourd'hui délaissées. Elles ont donné des succès réels, mais exposent — malgré toutes les précautions d'antisepsie — à des inflammations graves. De plus comme l'ont montré les recherches d'Arnozan, celles de Pitres et Vaillard, ces injections peuvent devenir elles-mêmes une cause de névrite. On risquerait donc, pour obtenir le soulagement d'une douleur aiguë mais passagère, de transformer une névralgie bénigne en une névrite beaucoup plus grave.

2° SCIATIQUE-NÉVRITE.

La sciatique-névrite avec des douleurs plutôt moins intenses, plus sourdes, plus continues est d'une ténacité désespérante. Peu à peu les phénomènes douloureux se compliquent d'atrophies, de parésies musculaires de troubles trophiques (érythème, herpès, épaississement et adipose de la peau, refroidissement du membre, parfois même mal perforant). La révulsion au moyen de pointes de feu ou d'un vésicatoire très long et très étroit était souvent employée par Charcot. Les pulvérisations de chlorure de méthyle peuvent encore être essayées, à condition de suivre plus étroitement le trajet du nerf. Quand la douleur est bien localisée sur quelques points, le stypage a un effet encore plus précis et plus facile à calculer que la pulvérisation. Dans cette forme, le courant continu est le meilleur mode d'élec-

____

(1) *Société médicale des hôpitaux*, 29 mars 1901.

trisation. Un bon procédé consiste à placer la plaque positive tour à tour sur les divers points les plus douloureux, à promener doucement un rouleau négatif sur les muscles les plus atrophiés. Le massage peut être utilement combiné avec l'emploi des courants continus.

L'indication du courant continu se retrouve plus spéciale encore dans une forme bien individualisée par Brissaud, la sciatique spasmodique avec exagération des réflexes, contracture des muscles périarticulaires de la hanche, pseudo-ankylose et raideur coxo-fémorale, scoliose accentuée. Les courants continus faibles (6 à 8 milliampères), en appliquant une grande plaque négative sous le pied, une plaque positive sur les points contracturés ou douloureux, réussissent beaucoup mieux que la faradisation. Celle-ci, dans quelques cas, paraît même plutôt nuisible. Les pulvérisations de chlorure de méthyle très superficielles et très étendues en surface diminuent aussi très bien la contracture. Le massage, les bains sulfureux, les douches locales peuvent être également employés. Mais il est essentiel d'éviter la mobilisation forcée, les interventions contre les rétractions fibro-tendineuses (rétractions plus apparentes que réelles) sont absolument inutiles. Les appareils contentifs employés contre la déviation de la hanche ou contre la scoliose sont eux aussi nuisibles. Les déformations les plus accentuées et les plus anciennes disparaissent d'ailleurs spontanément d'elles-mêmes quand vient à céder la douleur.

La térébenthine, tant en frictions qu'à l'intérieur, est un médicament bien ancien mais d'une certaine valeur dans ces formes subaiguës et prolongées. Pour ménager l'estomac, le mieux est de donner l'essence en lavement, 2 grammes d'essence de térébenthine émulsionnée par un jaune d'œuf.

Un médicament plus récent, le bleu de méthylène, a été employé sous l'influence d'une idée un peu théorique, l'affinité du bleu de méthylène pour les tubuli des nerfs.

On peut le donner à l'intérieur sous forme de capsules
gélatineuses renfermant chacune 10 centigrammes de
bleu et 10 centigrammes de noix muscade rapée. Cette
addition de noix muscade semble utile pour éviter l'irritation vésicale. Le malade sera prévenu de la colora-
tion bleue que vont prendre les urines. Il y a là un effet
psychique utile chez certains nerveux, mais inquiétant
pour un sujet non prévenu. La dose ordinaire est de
deux, parfois de trois à quatre capsules.

Au lieu de donner le bleu de méthylène par la bouche,
Ehrlich et Lipmann préfèrent les injections sous-cutanées. Ils emploient la solution suivante :

> Bleu de méthylène.................... 1 gramme.
> Eau................................... 50 grammes.

Ils commencent par un centimètre cube, mais injec-
tent au besoin jusqu'à 4 centimètres cubes par jour.
Ces injections sont indolentes, mais elles déterminent
des nodosités parfois assez tenaces.

Les injections de sérum artificiel, déjà mentionnées à
propos des formes aiguës, réussissent peut-être encore
mieux dans les formes prolongées. Ces injections de
sérum artificiel (5 centimètres cubes du sérum d'Hayem
au niveau des points les plus douloureux, en faisant
au besoin deux ou trois injections espacées) ont donné
à MM. Launois et Bernard (1) des résultats très remarquables. Dans une sciatique double datant de six ans,
avec impotence fonctionnelle absolue, douleurs très
vives, insomnie constante, la première injection ramena
un calme complet. L'amélioration ne fit que s'accentuer
par la suite et, au bout d'une quinzaine de jours, toute
douleur avait disparu ; la marche était possible et
même facile.

Dans la sciatique des variqueux, forme particulièrement tenace et rebelle, MM. Debove et Bruhl ont obtenu

(1) *Société médicale des hôpitaux*, séance du 8 mars 1901.

de très bons résultats d'un procédé très logique et consistant à provoquer l'anémie locale du membre. Cette anémie est obtenue par une compression modérée et méthodique de tout le membre inférieur, faite au moyen de la bande élastique d'Esmarch. La durée des premières séances est de quelques minutes seulement. Après chaque séance, quand le malade commence à marcher, il sent un soulagement marqué, une légèreté surprenante du membre inférieur. Pour que ce soulagement persiste, il est bon de maintenir une légère compression, soit au moyen d'un bas élastique bien fait muni d'un cuissard remontant très haut, soit au moyen d'une bande de flanelle souple taillée dans le biais ou d'une bande de crêpe Velpeau.

Quand tous ces moyens échouent, restent les interventions chirurgicales. A vrai dire, leurs indications ne seront pas très fréquentes. Avec de la patience, en variant les traitements employés, on aboutit presque toujours à la guérison. Même dans les formes les plus invétérées, le pronostic final est rarement défavorable. Suivant la remarque de Ludvick (1), les sciatiques rebelles (quand elles ne sont pas bien entendu symptomatiques de quelque compression par une tumeur incurable) finissent toujours par aboutir à la guérison. Celle-ci survient parfois spontanément, alors que les traitements les plus variés ont échoué. Dans d'autres cas, un moyen essayé déjà inutilement, finit par réussir. L'atrophie musculaire persiste parfois après la guérison. Mais quelques séances de courant continu et de massage l'améliorent alors avec une extrême rapidité. Cette notion du pronostic, finalement toujours favorable, oblige à une grande réserve dans l'emploi des interventions chirurgicales graves : élongation par la méthode sanglante, hersage du sciatique. La section et la résection, laissant après elles des paralysies durables, doivent être (et comme

(1) LUDVICK. — *Annales d'électrobiologie*, 1899, p. 430.

toujours quand il s'agit d'un nerf moteur) abandonnées.
L'élongation (1) donne de bons résultats. Une série
de succès ont été publiés. Et cependant les observations
se font de plus en plus rares. Les chirurgiens redoutent
le retentissement qu'a ce traumatisme d'un gros nerf
sur la moelle si voisine, retentissement impossible à
calculer. Le hersage du sciatique a particulièrement
réussi à M. Delagenière (du Mans) dans le traitement des
sciatiques variqueuses. MM. Gérard-Marchant et Marty
l'ont aussi appliqué avec succès au traitement de sciatiques graves invétérées et non variqueuses. La dilacé-
ration des tubes nerveux, leur dissociation au moyen
d'une sonde cannelée ou d'une herse spéciale amènent
des effets bien étudiés expérimentalement par Marty.
Certains tubes sont sectionnés; d'autres disparaissent,
il y a sclérose diffuse de la gaîne avec cloisonnement.
Mais le point important est l'action physiologique du
hersage. Il supprime momentanément les fonctions sen-
sitives du nerf, en lui conservant ces fonctions motrices. Les modifications que le hersage apporte à la
circulation du nerf semblent également bien dé-
montrées. Le retentissement sur la moelle paraît moins
à craindre qu'avec l'élongation.

2. — LA NÉVRALGIE DU FÉMORO-CUTANÉ.

La névralgie du fémoro-cutané, très spéciale, très
fréquente, très gênante pour la marche, offre une grande
importance. Elle a été longtemps confondue avec la
sciatique. Décrite en 1895 par Roth et Bernhardt, elle est
aujourd'hui bien connue en France, depuis les travaux
de J. Championnière, Claisse, Souques et Chipault (2). La
douleur, comparée le plus souvent à des piqûres d'aiguille ou à une brûlure, apparaît à l'occasion de la

(1) Charcot. — *Bulletin de la Société de chirurgie*, 1891, p. 204.
(2) Chipault. — *Travaux de neurologie chirurgicale*, 1897, p. 263;
1898, p. 284.

marche, surtout de la marche à petits pas ou de la station debout ; elle disparaît ou s'atténue par le repos assis ou le décubitus horizontal ; le membre étant en flexion cesse alors, en effet, toute tension sur le nerf fémoro-cutané. Elle s'accompagne en outre d'un engourdissement spécial, parfois même d'une véritable anesthésie dans le territoire innervé par le nerf, c'est-à-dire à la partie antéro-externe de la cuisse. Le diagnostic, les caractères de cette névralgie spéciale, souvent décrite sous le nom de méralgie paresthésique une fois connus, est donc bien facile. Un certain nombre de cas, désignés autrefois sous le nom de claudication intermittente, rentrent dans cette névralgie.

La syphilis, l'alcoolisme, l'arthritisme jouent un rôle important dans l'étiologie. Les traumatismes, le refroidissement, les frottements répétés (panier porté sur la hanche), les compressions (utérus gravide dans un cas de Dalché, fibrome dans un cas de Claisse) interviennent souvent comme causes locales. Dans quelques cas, il a suffi de supprimer une ceinture de pantalon, un corset trop serré pour faire cesser la névralgie.

Le traitement général peut donner des succès, surtout le traitement antisyphilitique. Le traitement antiarthritique est aussi important. Chez un malade du Dr Florand très obèse, la névralgie disparaissait quand on traitait et diminuait l'obésité. Elle reparaissait en même temps qu'elle. Les moyens locaux (frictions, hydrothérapie, chlorure de méthyle, électricité) réussissent souvent, mais sont d'ordre assez banal.

Ce qu'il faut connaître dans les cas tenaces, dans une affection très douloureuse rendant la marche et le travail impossibles, amenant chez les malades le découragement le plus profond, c'est la bénignité et l'efficacité du traitement chirurgical. Le fémoro-cutané étant purement sensitif, sa résection n'offre aucun inconvénient. C'est une opération très simple, très facile, au niveau de l'épine iliaque antérieure et supérieure. Trois interventions pratiquées par Chipault (1) et par Mauclaire ont donné trois succès. Mais, fait curieux, la guérison n'est pas immédiate. Chez les trois malades, l'intervention a été suivie d'une guérison apparente et passagère, puis d'une rechute, enfin, vers la fin du deuxième mois, de la guérison définitive.

3. — LA NÉVRALGIE OBTURATRICE.

La névralgie obturatrice est rare. Mais sa cause très spéciale : une hernie par le trou obturateur lui donne un certain intérêt pratique. Les douleurs nettement localisées à la partie supéro-interne de la cuisse jusqu'au genou, les fourmillements, l'augmentation de souffrance, la gêne produite par les mouvements d'adduction sont caractéristiques. Tout cela cède et disparaît par la réduction de la hernie. Mais la contention de la hernie réduite reste un problème délicat. Parfois aussi la névralgie s'accompagne de symptômes d'étranglement herniaire. Cette association de la névralgie spéciale avec les phénomènes d'étranglement est utile à connaître pour éviter la confusion souvent faite avec une occlusion intestinale.

4. — LA NÉVRALGIE CRURALE.

La névralgie crurale est rare ; elle est surtout presque toujours symptomatique, dépendant d'une coxalgie, d'une luxation de la cuisse, d'une hernie crurale simple ou étranglée, de dilatations variqueuses de la saphène interne, d'un anévrysme fémoral, d'une adénite, d'un abcès par congestion.

Les noms de sciatique antérieure, de névralgie fémoro-prétibiale, donnés par Cotugno et Chaussier, indiquent assez bien la localisation douloureuse. La

(1) Camille Brisard. — La méralgie paresthésique. Thèse de Paris, 1900 ; et Chipault, Traitement chirurgical de la méralgie paresthésique. *Presse médicale,* 16 juin 1900.

souffrance sur le côté interne du dos du pied, sur les deux premiers orteils est souvent très prédominante et très remarquable. Le traitement, en dehors des indications étiologiques, diffère peu de celui de la sciatique. Les névralgies crurales pures sont rarement tenaces. Martinet a, plus encore que dans la sciatique, vanté les bons résultats de l'essence de térébenthine à l'intérieur.

5. — LA NÉVRALGIE PLANTAIRE.

La *névralgie plantaire* est, de toutes les névralgies du membre inférieur, la plus douloureuse et la plus mal connue. Elle semble parfois liée à la station debout prolongée. Arm. Després (1) expliquait sa fréquence chez les sergents de ville par une sorte de contusion chronique du talon. Elle est souvent associée à une malformation du pied ; elle constitue surtout une forme du pied plat valgus, douloureux, et est en ce cas uniquement justiciable d'un traitement orthopédique et de chaussures spéciales. Dujardin-Beaumetz a rapporté des faits nettement imputables au rhumatisme ou à la goutte et très améliorés tant par les badigeonnages iodés que par les pédiluves sulfureux. La faradisation très énergique, faite surtout au niveau des points douloureux à la pression (points d'appui du pied), a souvent réussi à Duchenne. Il procédait par fustigation sur la peau préalablement bien asséchée à la poudre de riz. Le stypage, les pulvérisations de chlorure de méthyle soulagent très bien, mais l'érythème déterminé gêne souvent la marche pendant plusieurs jours. Il en est de même d'un procédé de Richerand plutôt renouvelé des bandes de chauffeurs, que vraiment médical, et consistant à chauffer la plante des pieds devant un feu très vif. Le procédé de Magendie, l'incision transversale et profonde de toute la plante du pied n'est qu'un souve-

____

(1) A. Després. — *La chirurgie journalière*, 4ᵉ édition, 1894.

nir historique. Mais la gravité de l'opération proposée montre bien l'intensité atteinte et l'impotence fonction- nelle absolue déterminée par certaines névralgies plan- taires.

6. — LA NÉVRALGIE DE MORTON.

Une autre névralgie du pied occupant le métatarse antérieur et surtout le 4ᵉ orteil est souvent décrite sous le nom de *névralgie de Morton*. Elle est très fréquente chez la femme et paraît résulter de causes multiples : chaussures trop serrées, conformation spé-ciale du pied, neurasthénie. Les douleurs sont souvent atroces. Parfois même au moment des crises paroxys- tiques, le pied est pris de mouvements convulsifs pou- vant gagner tout le membre avec tendances syncopales. Le repos calme les douleurs. La marche continue malgré la souffrance, la continuation du port de chaus- sures trop serrées finissent au contraire par influencer très fâcheusement le nervosisme général.

Les douches locales, la faradisation au pinceau, le repos, le traitement général de la neurasthénie et de l'arthritisme ont en réalité moins d'importance que des chaussures bien faites et soigneusement choisies. Le massage, l'iodure à l'intérieur et en pommade iodurée ont très bien réussi dans un cas de Montalto. L'opéra- tion proposée par Morton (résection des têtes articu- laires douloureuses) sera d'une indication bien excep- tionnelle.

7. — LES POLYNÉVRITES DIFFUSES DU MEMBRE INFÉRIEUR.

A côté de ces névralgies localisées, rien n'est fréquent comme les *polynévrites diffuses*, mal limitées, des membres inférieurs. Celles-ci sont souvent consécutives à une infection (fièvre typhoïde, diphtérie, streptococcie). Elles sont souvent aussi d'origine toxique (toxines intestinales, arsenic, ergot de seigle, oxyde de carbone, alcool et surtout essences). Les polynévrites alcooliques provoquées par l'eau de mélisse ou le vulnéraire sont très fréquentes chez la femme, les polynévrites absinthiques très fréquentes chez l'homme. Le rôle de la grossesse et de l'accouchement est complexe, lié tantôt aux auto-intoxications gravidiques, tantôt aux infections puerpérales. Les bains prolongés, le régime lacté donnent, dans le premier cas, une grande amélioration. Parfois, comme l'a montré Demelin, derrière la polynévrite apparente, se cache en réalité une lésion purement mécanique : le relâchement des articulations pelviennes : symphyse sacro-iliaque et surtout symphyse pubienne. Ce relâchement peut persister même après l'accouchement. Une sensation de fatigue spéciale, de véritable écartellement du bassin quand la malade se met debout appelle parfois l'attention sur le diagnostic exact. Mais souvent le chevauchement des symphyses ne produit que des douleurs vagues et à distance. Il n'est constaté qu'en le cherchant par la palpation et par le toucher direct. Le port d'une ceinture spéciale maintenant et serrant bien les crêtes iliaques et les grands trochanters donne, soit pendant la grossesse, soit après l'accouchement, un soulagement immédiat. On doit enfin distinguer des polynévrites vraies les névralgies souvent observées après l'accouchement, surtout en cas de tête fœtale volumineuse ou d'application de forceps. Ces névralgies sont dues exclusivement à la compression mécanique et sont en général passagères. L'apparition précoce de l'engourdissement aussitôt après la fin du travail est caractéristique. Le début de la douleur en cas de polynévrite puerpérale (comme en cas de phlébite) est beaucoup plus tardif.

La valeur du courant continu dans ces polynévrites diffuses du membre inférieur est remarquable. Appliqué modérément (3 à 4 milliampères pendant quelques minutes et sans secousses), il peut être sans inconvénient conseillé dès le début. Plus tard, son emploi persévérant vient à bout des névrites en apparence les plus anciennes et les plus graves. Tant qu'il persiste une trace de contractilité galvanique (et celle-ci, en cas de réaction de dégénérescence, est très longue à disparaître au pôle positif), la guérison peut être obtenue. Bien des paralysies regardées à tort comme des cas de tabes, de paraplégies et dépendant en réalité d'une polynévrite diffuse peuvent être ainsi guéries par le courant galvanique. — Le massage, les exercices gymnastiques ont une grande valeur pour prévenir les difformités par rétraction. La rééducation des mouvements par la méthode de Frænkel contribue beaucoup à rétablir la sûreté de la marche. Souvent la difficulté persistante de la marche est due aux troubles de sensibilité plantaire plus encore qu'à la faiblesse des muscles. Des chaussures à semelles extrêmement minces, permettant bien de sentir le contact du sol, facilitent alors beaucoup l'équilibre. Mais tous ces moyens ne sont que des adjuvants d'une importance secondaire à côté de l'emploi régulier et opiniâtre du courant continu. Pour donner une idée de la persévérance nécessaire, il suffit de mentionner la pratique conseillée par Erb : six mois d'électrisation, trois mois de repos, en employant des traitements divers, trois mois nouveaux d'électrisation. Mais cette persévérance thérapeutique d'une année viendra souvent à bout de paraplégies très graves, en apparence absolument définitives.

V. — LES NÉVRALGIES ET NÉVRITES DES DIVERS NERFS.

1. — LA NÉVRALGIE OCCIPITALE.

La *névralgie occipitale* est extrêmement fréquente. Mais elle se présente presque toujours sous des formes très atténuées. Elle se rencontre en particulier dans l'urémie, dans la malaria, dans la syphilis et surtout dans la neurasthénie. Elle constitue, pour mettre sur la piste de ces affections, un symptôme d'une réelle importance. Les excès sexuels sont encore une cause très fréquente de névralgie occipitale. Les névralgies intenses dépendent tantôt d'une lésion locale (mal de Pott, pachyméningite cervicale), tantôt du rhumatisme. Suivant la remarque de Trousseau, la névralgie occipitale intense est, avec la sciatique, la névralgie rhumatismale par excellence. Dans cette forme rhumatismale la révulsion par les pointes de feu ou, suivant la pratique de Valleix, par un vésicatoire volant, le salicylate de soude, le salophène donnent un soulagement rapide. Le pinceau faradique et surtout le souffle statique réussissent bien dans les douleurs occipitales des neurasthénies. Les autres formes sont surtout justiciables du traitement étiologique. Valleix a rapporté deux cas cédant très nettement l'un au sulfate de quinine, l'autre aux frictions mercurielles. Le rôle de l'urémie et des auto-intoxications doit être encore spécialement rappelé.

2. — LA NÉVRALGIE INTERCOSTALE.

La *névralgie intercostale*, outre ses douleurs très vives, amène souvent chez les malades des préoccupations hypocondriaques, un état neurasthénique très pénible et très accentué. Le traitement général est aussi et même plus important que celui de la névralgie elle-même.

Ces préoccupations des malades sont de plus assez fréquemment justifiées. La névralgie intercostale, surtout sous forme de zona, est très souvent l'indice d'une tuberculose latente. En dehors des souffrances spontanées, la douleur provoquée à la pression manque rarement; elle peut être un symptôme diagnostique utile dans la tuberculose au début. Un point douloureux presque constant a été signalé par Trousseau. Il occupe le premier espace intercostal, au voisinage du sternum, sur le bord répondant au côté atteint.

Les pleurésies laissent souvent après elles des névralgies tenaces, modérées comme douleurs, mais très prolongées : de véritables névrites. Ces pleurésies suivies de névrites doivent toujours être particulièrement suspectes au point de vue de la tuberculose.

Le cancer du poumon, les caries costales, les exostoses costales, les cals vicieux à la suite de fractures de côtes sont d'autres causes locales intéressantes. La radiographie rendra en pareils cas de grands services. Merklen (1) a justement signalé son importance dans le diagnostic étiologique des névralgies intercosto-brachiales rebelles.

Certaines causes locales éloignées agissent par action réflexe. Les sympathies gastriques, hépatiques, utéro-ovariennes des nerfs intercostaux, classiques en ancienne médecine, sont incontestables. Les douleurs de la gastralgie prennent souvent le type de névralgie intercostale; la dyspepsie s'accompagne très souvent de névralgie gauche. La dilatation de l'estomac, suivant une remarque très importante de Chantemesse et Lenoir, entraîne plutôt des névralgies bilatérales. Ce fait est intéressant à connaître; les névralgies bilatérales des nerfs intercostaux ne s'observent guère, en dehors de cette cause, que dans les myélites, les tumeurs de la moelle, le mal de Pott, affections d'un pronostic beaucoup plus grave.

Les affections du foie peuvent cependant, elles aussi, déterminer des névralgies bilatérales. Parfois même, et en particulier dans la colique hépatique, la douleur névralgique est plus vive à gauche qu'à droite. Willemin (de Vichy) en a rapporté de curieux exemples.

Les réflexes utéro-ovariens interviennent plus fréquemment encore. Chez la femme, dans toute névralgie

____

(1) MERKLEN..— *Presse médicale*, 8 juillet 1899.

intercostale, Hallopeau donne l'excellent conseil de traiter d'abord l'utérus. Les métrorragies, la menstruation profuse seront recherchées particulièrement.

Le lendemain ou le surlendemain d'un accouchement, même très normal, on voit parfois survenir un violent point de côté. L'inquiétude est toujours grande. Ce point dépend très fréquemment d'une simple névralgie. Celle-ci tient en général à la métrorragie de la délivrance. Elle s'explique aussi parfois, suivant la remarque très juste de Demelin, par la rupture de quelques fibres musculaires au cours des efforts de l'accouchement.

La lactation prolongée, les tentatives d'allaitement faites par des femmes peu robustes, par des nourrices dyspeptiques, anémiques ou mal nourries entraînent des névralgies particulièrement violentes. Celles-ci sont liées à une lésion locale du sein, à de petites indurations inflammatoires. Ces tuméfactions dures, mobiles, très douloureuses se retrouvent aussi chez des femmes n'ayant jamais nourri. Leur durée est très longue. Elles se terminent toujours par résolution. Mais outre les souffrances causées, elles donnent forcément la crainte d'un cancer. Ces névralgies, ces indurations mammaires peuvent être, comme l'a montré Gilles de la Tourette, sous la dépendance de l'hystérie.

En dehors de cette influence locale sur le sein, l'hystérie agit souvent comme cause générale de névralgie. Cette influence se retrouve aussi dans l'anémie, dans la chlorose ; dans la chlorose, la névralgie intercostale est un symptôme presque constant. Dans l'impaludisme, on trouve souvent, à côté de l'anémie palustre, l'influence des lésions spléniques.

Ces indications étiologiques dominent le traitement et surtout le traitement général de la névralgie intercostale. Le phosphure de zinc, regardé par Thompson et Bukley presque comme un spécifique, particulièrement en cas de zona, agit au même titre que dans les autres névralgies. Thompson et Bukley donnent le phosphure de zinc à la dose élevée déjà de 15 milligrammes. Ils n'hésitent pas, en cas de persistance de la douleur, à répéter cette dose après quelques heures. Le chlorure d'or et de sodium, par pilules de 1 centigramme, le sous-carbonate de fer réussissent surtout en cas d'anémie. La valériane et le valérianate d'ammoniaque conviennent non seulement en cas d'origine nerveuse mais en cas d'origine utéro-ovarienne.

Comme traitement local, le stypage; fait exactement sur les points les plus douloureux, amène un soulagement rapide. Il est en cette région mieux supporté que les pulvérisations directes. — L'électricité, en cas d'hystérie, serait employée sous forme de pinceau faradique ou d'effluves statiques. Dans les autres cas, on préférera le courant continu : plaque négative sur le rachis, plaque positive mise tour à tour sur les divers points douloureux. L'intensité ne dépassera pas 6 milliampères. On prendra grand soin, surtout du côté gauche ; d'éviter les variations ou interruptions brusques de courant.

Trousseau conseillait un emplâtre formé à parties égales de savon et d'extrait de belladone. Solis Cohen emploie les onctions faites avec le mélange suivant :

Menthol ....
Camphre.................................... } ãã 5 grammes.
Hydrate de chloral..............................

Ces onctions donnent une sensation de chaleur douce et un grand soulagement.

Les badigeonnages de collodion semblent agir surtout par la légère compression qu'ils déterminent. L'addition de morphine ou de cocaïne n'augmente pas sensiblement leur efficacité. Chez certains malades soulagés par une pression profonde, l'application d'un bandage de diachylon, analogue au bandage des fractures de côtes donnera de très bons résultats.

L'action des simples injections sous-cutanées d'eau

distillée est très remarquable et très constante. Elles agissent au moins aussi bien que les injections analgésiques d'antipyrine et de cocaïne. Leur seul inconvénient est de déterminer une douleur locale. très vive. L'emploi du sérum artificiel de Hayem supprime cet inconvénient. Une seule injection de 5 centimètres cubes de sérum suffit souvent à calmer les névralgies les plus violentes et les plus tenaces.

Dans les cas particulièrement graves et rebelles resterait enfin l'élongation du nerf intercostal. Chipault l'a pratiquée deux fois avec succès.

3. — LES NÉVRALGIES ET NÉVRITES CERVICO-BRACHIALES.

Les *névralgies et névrites cervico-brachiales* dépendent presque toujours d'une cause locale. Cette notion est importante pour le traitement. Les compressions diverses, en particulier dans la région sus-claviculaire (ganglions, exostoses, cals vicieux), les distensions nerveuses (luxations de l'épaule, accouchements laborieux, manœuvres de respiration artificielle), les névrites ascendantes à la suite des plaies des doigts sont les causes les plus fréquentes. Le rôle, si banal en apparence, du refroidissement local offre une grande importance pratique. Rien n'est fréquent comme les névralgies cervico-brachiales survenues chez des sujets occupant un logement humide, surtout pendant la nuit. Dans le sommeil, une des deux épaules saillante hors des couvertures subit en effet d'une façon toute spéciale l'action prolongée du froid. Les intoxications donnent rarement des névrites totales. Elles atteignent plus spécialement telles ou telles branches isolées. La paralysie des extenseurs avec le long supinateur respecté est presque pathognomonique de l'intoxication saturnine. Le tabac atteint avec une prédilection toute particulière le nerf cubital.

Les douleurs dans les névrites cervico-brachiales sont parfois atroces. Elles offrent à l'égard des diverses médications et surtout des médications internes une résistance toute spéciale. L'iodure de potassium est peut-être le médicament le moins infidèle ; il réussit souvent, alors même qu'il n'y a pas le moindre soupçon de syphilis. Comme moyen local, les courants continus ascendants ont une grande efficacité. Comme dans toute névralgie très douloureuse, leur technique exige quelques précautions. Remak, en ce cas, conseille non seulement des courants très faibles, mais des courants de faible densité, c'est-à-dire appliqués au moyen d'électrodes de large surface. Pour le pôle positif, le mieux est d'immerger la main dans une cuvette d'eau salée. Le pôle négatif sera constitué par une plaque flexible se moulant bien sur la région sus-claviculaire. Cette plaque, pour une intensité de 3 milliampères, doit avoir au moins 20 centimètres carrés. Le courant sera appliqué chaque jour, mais pendant quelques minutes seulement.

Fait curieux, les névralgies les plus douloureuses sont celles qui donnent souvent le moins d'accidents moteurs et le moins de troubles trophiques. Par contre, les paralysies radiculaires du type de Erb, affectant simultanément le deltoïde, le biceps, le brachial antérieur, le long supinateur, sont peu ou point douloureuses. Mais elles laissent souvent après elles une paralysie persistante, une amyotrophie progressive et une infirmité durable. Le traitement ici est principalement le massage et avant tout l'électricité. Pour le choix du courant à employer, la recherche de la réaction de dégénérescence offre un grand intérêt. La faradisation est inutile dès qu'elle cesse de provoquer des contractions musculaires. Elle est même nuisible, en excitant les muscles antagonistes et en favorisant leur rétraction. Par contre, le courant continu peut encore être très utile sur ces muscles ayant perdu leur contractilité faradique. Appliqué avec persévérance, son emploi aboutit presque

toujours, au moins chez les sujets jeunes, à la guérison
finale. Cette efficacité du courant galvanique est particulièrement importante à connaître dans les paralysies
obstétricales, fréquentes après les accouchements laborieux. La guérison, même dans les cas les plus graves,
sera souvent complète à condition de continuer le traitement pendant des mois.

En dehors de l'atrophie, en dehors des paralysies et des
contractures, on voit parfois intervenir, pour expliquer
l'impotence fonctionnelle et sa persistance, une véritable
amnésie des mouvements, une sorte d'aboulie motrice,
d'incoordination analogue à celle de l'ataxie. Cette
incoordination, déjà signalée aux membres inférieurs,
est particulièrement fréquente et tenace dans les névrites
du bras. Les exercices méthodiques, tantôt passifs et
tantôt actifs, la gymnastique régulière, une rééducation
des divers muscles analogue à la méthode employée
par Frænkel dans le tabes feront faire à l'amélioration
des progrès surprenants.

4. — LES NÉVRALGIES VISCÉRALES.

Les *nevralgies viscérales* contituaient autrefois un
des principaux chapitres dans l'histoire des névralgies.
Elles ont fait l'objet, soit en général, soit en particulier,
de monographies importantes. Leur intérêt, leur existence même sont aujourd'hui plus discutés. Les névralgies viscérales essentielles semblent très rares. Elles ne
sont presque toujours qu'un symptôme d'une lésion
locale. Le diagnostic de névralgie viscérale devient dès
lors sinon tout à fait erroné, au moins incomplet et
insuffisant.

Cette importance des divers éléments étiologiques et
des moindres lésions est, lorsqu'on étudie les névralgies
viscérales au point de vue thérapeutique, plus prédominante encore. Entre toutes, la *gastralgie*, par exemple,
est une de celles qui restent comme existence la plus

indiscutée. Mais lorsqu'on invoque pour sa production le rôle des irritants locaux (aliments grossiers ou irritants, comme les épices, l'alcool, médicaments mal tolérés comme les drastiques, l'arsenic, la térébenthine, le santal, le copahu, la quinine) ne retombe-t-on pas dans l'histoire des inflammations muqueuses et de la gastrite ? Quant aux causes générales : impaludisme, chloro-anémie, goutte, tuberculose, n'agissent-elles pas, soit par inflammation de la muqueuse, soit par modification chimique du suc gastrique. Ces modifications, et en particulier l'hyperchlorhydrie, jouent certainement aussi le rôle capital dans les gastralgies d'origine nerveuse, liées aux diverses affections du cerveau et de la moelle, et en particulier dans les crises gastriques du tabes. Enfin les gastralgies réflexes reconnaissent les causes les plus variées : adhérences péritonéales, hernies et en particulier petites hernies épigastriques, vers intes-tinaux, lithiase rénale ou biliaire, ectopie du rein, du foie ou du testicule, grossesse, corps fibreux utérins. On pourrait ainsi passer en revue presque toute la pathologie de l'abdomen. En dehors de quelques indi-cations symptomatiques assez banales et médiocrement efficaces (gouttes de morphine ou de cocaïne, eau chloroformée, vésicatoire épigastrique), le traitement de la gastralgie tient tout entier dans le diagnostic de la cause.

L'existence des *névralgies rénale* ou *hépatique* essentielles est plus discutable encore. Le rôle de la lithiase, des ectopies, des adhérences de voisinage doit être le plus souvent invoqué. Les périviscérites, bien étudiées par Labadie-Lagrave et Deguy et fré-quentes chez les arthritiques, viennent expliquer beau-coup de prétendues névralgies viscérales. Cette influence permet de comprendre l'action de la révulsion locale, des divers résolutifs (massage, hydrothérapie, iodure de potassium).

L'*entéralgie* essentielle se rencontre parfois dans la

syphilis. Mais la plupart des cas d'entéralgie se rattachent en réalité à la constipation, aux entozoaires et surtout à l'entérite pseudo-membraneuse. L'efficacité de Plombières est classique dans toute ces formes de névralgie intestinale.

La *splénalgie* existe peut-être à titre isolé dans l'impaludisme ; la douleur apparaît surtout après une course fatigante ou après le repas ; ce point de côté splénique a une valeur diagnostique réelle comme stigmate d'affection palustre. Mais la douleur est plutôt sous la dépendance de l'hypertrophie, des adhérences de voisinage, d'un déplacement que sous celle d'une névralgie simple.

La *névralgie phrénique* s'observe surtout dans la pleurésie diaphragmatique, parfois dans la péricardite. Elle s'accompagne de symptômes très pénibles : hoquet, respiration saccadée, dysphagie, angoisse violente, syncope. Le soulagement, procuré souvent par le bromure de potassium ou par les injections de morphine, indique la part purement nerveuse qui revient à ces accidents.

La *cardialgie* a été longtemps regardée comme constituant une forme spéciale purement névralgique et relativement bénigne de l'angine de poitrine. En réalité on peut bien observer, sous l'influence du tabac, sous l'action des efforts chez les neurasthéniques ou chez les anémiques, de vives douleurs cardiaques. Mais l'angine de poitrine vraie est liée à une lésion des coronaires et sort absolument du cadre des névralgies.

Les *névralgies vésicales* sont, elles aussi, très contestables. Un examen complet montre toujours quelque lésion locale. Les crises vésico-rectales sans lésions doivent toujours faire songer au tabes. Le soulagement donné dans beaucoup de cas par le courant continu (pôle positif au-dessus du pubis, négatif au sacrum) ne suffit pas à démontrer l'existence purement névralgique. Car ce soulagement s'obtient dans beaucoup de cystites douloureuses..

Le retentissement de toutes les affections utéro-ovariennes sur le *plexus iléo-lombaire* constitue-t-il de véritables névralgies ? Guéneau de Mussy a particulièrement
décrit la variété congestive de ces névralgies, causant
des pertes sanguines et en même temps entretenues par
elles. Le sulfate de quinine lui paraissait, dans ces
métrorragies douloureuses, le meilleur médicament.
Chéron a également signalé des métrites arthritiques
avec irradiations lombo-abdominales très pénibles, plus
efficacement combattues par le traitement général que
par le traitement local. Il conseillait surtout le salol
intérieurement (deux à quatre cachets de 50 centigrammes chaque, tous les jours, donnés avant le repas)
et en onctions douces faites matin et soir sur la région
lombo-abdominale, au moyen de la pommade suivante :

Salol en poudre.................... ⎱ āā 60 grammes.
Vaseline blanche.................. ⎰
Blanc de baleine....................... Q. S.

Les injections chaudes donnent aussi de très bons résultats.

La *coccygodynie* n'est, elle aussi, qu'un symptôme
tenant presque toujours à une affection utéro-ovarienne.
Les applications chaudes, les courants continus ont une
valeur palliative réelle. La section des insertions musculaires ou tendineuses aboutissant au coccyx, l'ablation
même de l'os ont été souvent faites en Amérique et en
Angleterre. Mieux vaut s'attaquer à la cause même de
la coccygodynie.

La coccygodynie et toutes les névralgies pelviennes
sont souvent aussi sous la dépendance d'un état général.
Dans l'importante discussion de la Société de chirurgie
en 1892, M. Reynier a particulièrement insisté sur le rôle
de l'hystérie, de la neurasthénie et même du tabes ou
de la paralysie générale. Le traitement médical réussit
dans tous ces cas mieux que le traitement local et surtout que les interventions opératoires. Une seule d'entre

elles, la castration ovarienne, réussit parfois, suivant la
remarque de M. Richelot, même en cas d'hystérie avérée.
Presque toujours on rencontre alors une dégénérescence
sclérokystique de l'ovaire qui vient s'ajouter à la pré-
disposition générale pour causer la névralgie.

La *névralgie testiculaire* dépend presque toujours
d'une blennorrhée chronique, d'un rétrécissement de
l'urètre, d'un léger reliquat d'orchi-épidydimite. Mauriac a particulièrement insisté sur cette cause. Les pommades résolutives, l'iodure de potassium, le courant
continu réussissent alors particulièrement. Un varico-
cèle, même peu accentué, est une autre cause extrêmement fréquente. Les névralgies essentielles semblent
rarissimes. On évitera avant tout les interventions radicales, parfois demandées par les malades. Curling a vu,
après la castration, la douleur reparaître aussi vive,
soit dans le moignon du cordon, soit dans le testicule
opposé.

On pourrait passer en revue tous les autres organes
et les névralgies viscérales finiraient par englober la
majeure partie de la pathologie. L'asthme par exemple
a été parfois regardé comme une névralgie du poumon.
Le larynx offre quelquefois, surtout chez les hystériques,
de véritables *névralgies* (1) avec points douloureux très
nets et très limités. Tous les modes de traitement locaux
calment à peine les douleurs. Elles cèdent au contraire
très bien aux médicaments antinévralgiques et surtout
à la chaleur sèche.

5. — LA MIGRAINE.

La migraine enfin a été regardée par Romberg et
Leubuscher comme une de ces névralgies d'organes,
comme une névralgie du cerveau. D'autres auteurs
(Lebert, Stokes) l'ont purement et simplement confondue

____

(1) Avellis. — *Münchener mediz. Wochenschrift*, 13 nov. 1900.

avec la névralgie faciale. Valleix, tout en maintenant la distinction, a décrit une forme mixte : une migraine-névralgie. C'est dans cette forme que le traitement ordinaire des névralgies peut donner le plus de soulagement. Mais les formes graves de migraine et surtout la migraine ophtalmique semblent reconnaître une toute autre pathogénie. Elles semblent dues le plus ordinairement à un spasme, quelquefois à une paralysie vasomotrice. Sans doute ces troubles vasomoteurs sont eux-mêmes sous une influence nerveuse et la migraine peut être considérée comme une névralgie ou mieux comme une névrose du grand sympathique. Les intoxications d'origine gastro-intestinale jouent dans la production de ces troubles une influence prépondérante. Mais l'histoire des migraines et de leur traitement est trop complexe ; elle offre trop de points spéciaux et distincts des névralgies pour rentrer, malgré une certaine analogie apparente, dans le cadre de cette étude.

6. — LES NÉVRITES VISCÉRALES.

Les *névrites viscérales*, plus encore que les névralgies, se rattachent elles aussi plutôt à l'étude des lésions des divers organes qu'à celle des névrites en général. On doit cependant mentionner les névrites viscérales qui accompagnent souvent les polynévrites diffuses. Elles fournissent des indications thérapeutiques importantes. La *paralysie diphtéritique* offre un type fréquent de ces associations (1). A côté des formes classiques et communes limitées au voile du palais, on observe des formes plus rares, presque généralisées. Muscles des membres, du dos et de la nuque, muscles du larynx, nerf optique, nerfs de la vessie et du rectum, diaphragme sont simultanément touchés. Mais l'accident important est la par-

____

(1) A.-F. Plicque. — La paralysie diphtéritique et son traitement. *Presse médicale*, 27 août 1898.

ticipation du pneumogastrique. Celle-ci se traduit par des troubles stomacaux (vomissements, dilatation de l'estomac), cardiaques (palpitations, arythmie du pouls, syncopes), respiratoires (dyspnée, congestion, accumulation de mucus dans les bronches). Plus les troubles paralytiques, même sans être très intenses, sont diffus et généralisés, plus les accidents graves du côté du pneumogastrique sont à craindre.

La strychnine est un excellent tonique dans ces névrites diffuses. Son emploi doit être modéré et suspendu dès qu'apparaissent les plus légers tressaillements musculaires. Dans les formes très graves avec collapsus cardiaque, les injections sous-cutanées de strychnine viendront utilement en aide au autres stimulants du cœur ; on débutera par une demi-seringue de Pravaz de la solution suivante :

Eau distillée.......................... 10 grammes.
Sulfate de strychnine............... 5 milligr.

La faradisation rend aussi de grands services. L'action réflexe, très utile, attribuée par Duchenne de Boulogne à la faradisation de la région précordiale, est réelle. Le courant doit être modéré. Pour apprécier son intensité, Duchenne recommandait de tenir le tampon dans la paume de la main et de promener doucement sur la région, précordiale l'extrémité des doigts. Le courant passe ainsi par l'intermédiaire de la main de l'opérateur devenue vraiment une main électrique. Duchenne attribuait à la faradisation des parties postérieures du thorax contre la dyspnée une action réflexe également très utile. Celle-ci est plus aléatoire. En cas de paralysie du diaphragme, la faradisation au moyen de deux tampons appliqués au cou, dans l'intervalle des scalènes, est au contraire un précieux excitant des nerfs phréniques.

VI. — LES NÉVRITES CHIRURGICALES.

1. — LA NÉVRITE DES MOIGNONS.

La *névrite des moignons* (1) peut entraîner des douleurs atroces. Le moindre frôlement amène parfois, comme dans la causalgie, des irradiations névralgiques intenses, s'étendant même dans le membre opposé. Elle peut entraîner une souffrance moins intense, mais continue, une sensibilité très gênante pour le port des appareils orthopédiques. Une des formes les plus curieuses est celle des névralgies tenaces paraissant siéger dans le membre amputé.

A côté de ces troubles sensitifs, la névrite peut entraîner des troubles moteurs non moins pénibles : spasmes, chorée, épilepsie du moignon. L'épilepsie peut être non seulement locale, mais se généraliser sous forme d'épilepsie jacksonienne ou même de grande épilepsie. Magnan a particulièrement étudié ces épilepsies ayant leur point de départ dans un aura provenant d'une lésion nerveuse locale. La compression du nerf réussit souvent à enrayer l'attaque.

La névrite des moignons est surtout à craindre en cas d'infection et de suppuration. Elle est devenue plus rare depuis l'antisepsie et depuis la fréquence des réunions par première intention. L'irritation locale produite par les antiseptiques trop énergiques peut être cependant nuisible. Schwartz conseille avec raison de ne pas toucher les gros troncs nerveux avec les solutions antiseptiques fortes. Charcot, Lejars recommandent de plus de faire toujours, au cours de l'amputation, une section nette et franche des nerfs. L'irritation mécanique,

(1) Trélat. — *Progrès médical*, 1876, et Clinique chirurgicale. Paris, 1891.

produite par le port trop précoce d'appareils orthopédiques ou par le port d'appareils mal rembourrés et mal ajustés, doit être aussi évitée.

Le sulfate de quinine soulage assez souvent les douleurs névralgiques des moignons. Verneuil lui attribuait une grande efficacité, comme dans toutes les névralgies traumatiques secondaires.

Le courant continu avec plaque positive sur le point le plus douloureux, plaque négative sur la portion du rachis correspondant aux racines nerveuses m'a donné dans deux cas un succès complet. Son action sera surveillée au point de vue des escarres plus faciles sur des tissus souvent mal nourris et tendus sur le plan osseux. Le stypage, en employant les mêmes précautions, constitue aussi un excellent moyen.

En cas d'insuccès de ces modes de traitement, l'élongation paraît avoir une réelle valeur, non seulement contre les névralgies, mais contre les troubles trophiques. Tachard (1), dans un cas de névralgies avec troubles trophiques d'un moignon de Lisfranc, obtint un très bon résultat de l'élongation du tibial postérieur. La force déployée fut de 9 kilogrammes. La névrectomie à distance, très efficace contre la douleur, a l'inconvénient d'augmenter la paralysie et l'atrophie. Elle doit porter très haut, bien au-dessus du segment névritique. En raison des voies récurrentes de la sensibilité, elle doit souvent porter sur plusieurs nerfs (polynévrectomies de Tripier) (2).

S'il existait, comme cela est assez fréquent, un névrome terminal particulièrement gros, sensible, semblant le point de départ des accidents, la résection de ce névrome devrait être essayée avant l'élongation.

---

(1) TACHARD. — *Arch. prov. de chirurgie*, 1893, p. 347.

(2) BEAUSSE. — Traitement des moignons douloureux par la névrectomie à distance. Th. de doctorat, 1895-1896.

2. — LES NÉVRITES TRAUMATIQUES.

De même que les sections d'amputation, tous les traumatismes nerveux (plaies, piqûres, gelures, brûlures, contusions, compressions diverses, extension forcée des nerfs) peuvent être le point de départ de névrites. Celles-ci, sous leur forme aiguë, sont précoces et apparaissent presque toujours avant la fin de la première semaine. Mais il existe une forme tardive, à évolution lente, apparaissant après que la plaie est complètement cicatrisée, parfois même des mois et des années après le traumatisme. La possibilité de ces névrites tardives doit entrer en ligne de compte dans le pronostic médico-légal des plaies des nerfs.

Dans les cas les plus heureux, la *névrite traumatique* se limite et se localise dans le nerf primitivement atteint. La douleur, en ce cas, est presque toujours tolérable, mais les troubles trophiques (amyotrophies, ichtyose de la peau, refroidissement local) peuvent être fort gênants. L'élongation faite au-dessus du point atteint, sur une portion de nerf sain, a contre ces troubles trophiques une efficacité remarquable. Ces névrites localisées constituent sa plus efficace indication.

3. — LES NÉVRITES ASCENDANTES.

Les *névrites extensives ou ascendantes* sont beaucoup plus douloureuses, beaucoup plus tenaces et plus graves.

La névrite ascendante peut, dans les cas les plus simples, se borner au membre primitivement atteint. Elle joue un grand rôle dans les irradiations douloureuses, les paralysies à distance. Elle peut se propager aux racines rachidiennes. Gilles de la Tourette et Chipault (1)

____

(1) GILLES DE LA TOURETTE et CHIPAULT. — *Presse médicale,* 6 juin 1896.

ont bien étudié cette phase radiculaire des névrites ascendantes traumatiques. Le brusque changement de caractère des crises douloureuses, leur topographie nouvelle sont caractéristiques de cette phase. Plus tard la névrite atteint le membre symétrique et quelquefois même les quatre membres. Elle détermine alors soit une véritable paralysie avec myélite diffuse, soit une forme de pseudo-tabes. La mort peut même survenir soit par des complications paraplégiques (escarres, cystite), soit par envahissement bulbaire.

Mais en général (et c'est là un fait très important pour le traitement), les névrites ascendantes, même les plus graves, finissent par se localiser, s'atténuer, se réparer en partie et même par guérir. La durée se compte par mois et par années. Mais la terminaison finale est souvent plus satisfaisante qu'on ne pouvait l'espérer au début. Il importe donc, suivant le très judicieux conseil de Schwartz, de s'armer de patience et surtout d'éviter, sauf indications formelles (douleurs atroces par exemple), les interventions trop graves.

La névrite ascendante succède parfois à la névrite des moignons. Elle succède surtout aux plaies contuses, mâchées, aux sections incomplètes des nerfs, aux plaies infectées. La présence de corps étrangers (de grains de plomb de chasse en particulier) au contact des nerfs a été souvent signalée. Leur recherche peut être très facilitée par la radiographie. Les cicatrices vicieuses de brûlures, de gélures peuvent être aussi le point de départ de ces névrites. La compression par une bride fibreuse, un cal difforme, un fragment osseux, peut aussi fournir des indications opératoires importantes.

Les tares diathésiques générales : impaludisme, diabète, nervosisme interviennent aussi dans l'étiologie. Mais la plus importante de toutes est l'alcoolisme. Leudet, Gilbert Ballet (1) ont bien montré son rôle dans

(1) G. BALLET. — *Presse médicale,* 15 avril 1896.

certaines névrites traumatiques, dues à de simples compressions professionnelles.

Les premiers soins donnés dans les traumatismes des nerfs ont une grande importance pour prévenir la névrite. Il faut tout d'abord éviter autant que possible l'infection du foyer traumatique ou opératoire, mais il faut d'autre part éviter, suivant la remarque de Schwartz, le contact de solutions antiseptiques fortes avec les gros troncs nerveux. Les faits bien démontrés de névrites à la suite d'irritants locaux (injections trop profondes d'éther, d'éther iodoformé) montrent l'importance de ce conseil. Les corps étrangers devront être recherchés avec un soin minutieux. En liant les artères, il est fort important de ne pas comprendre un filet nerveux, si petit qu'il soit, dans la ligature.

L'apparition d'une douleur névralgique apparaissant vers le quatrième ou le cinquième jour du traumatisme est toujours une indication grave au point de vue du développement de la névrite traumatique. Charcot a bien montré la valeur de cette névralgie secondaire, distincte de la douleur initiale, pour le diagnostic. Il importe alors de redoubler de précautions et surtout d'instituer un repos absolu, longtemps continué. L'immobilisation du membre dans une gouttière, conseillée par Weir Mitchell, est indispensable dans tout traumatisme d'un gros tronc nerveux. Pour les traumatismes périphériques, on fera reposer le membre atteint sur un coussin parfaitement élastique ou sur un matelas d'eau. Une compression douce et régulière au moyen d'un pansement ouaté est également très utile.

Faut-il, dès cette période de début, employer des traitements plus énergiques : sangsues, révulsion par les vésicatoires ou par les pointes de feu, ventouses scarifiées, application de compresses glacées, vessie de glace, pinceau faradique? Weir Mitchell regarde tous ces moyens comme peu en rapport avec l'indication fondamentale : le repos absolu du membre atteint. Le pansement ouaté rare paraît lui-même supérieur aux enveloppements humides fréquemment renouvelés, enveloppements dont la valeur à une autre période est réelle. Pourtant on peut débuter par une application locale de sangsues, surtout s'il y a eu contusion d'un gros tronc nerveux. Ce moyen amène souvent une détente marquée.

Sitôt les premiers accidents disparus, l'électricité est certainement l'agent le plus puissant pour enrayer la névrite. Dans les formes à début chronique, elle sera naturellement employée le plus près possible du début. Weir Mitchell recommande comme moyen initial la révulsion faradique faite sur la peau bien desséchée au moyen d'un pinceau à fil fin traversé par un courant d'induction. Le courant galvanique, recommandé par Remak, par Erb, par Eulenburg, est plus efficace encore et beaucoup plus sûrement toléré. Les courants continus stables, sans secousses, peuvent vraiment être employés sans crainte à une époque très rapprochée du début. On se souviendra seulement des remarques d'Eulenburg sur la densité du courant et de la technique exposée à propos des névralgies cervico-brachiales. Le pôle positif sera placé sur le point le plus douloureux, le pôle négatif sur la région de la moelle ou sur le plexus correspondant au nerf lésé. On surveillera avec soin les effets caustiques. Ce traitement doit être appliqué avec une grande persévérance.

Dans la forme la plus fâcheuse, la douleur non seulement ne s'atténue pas mais perd peu à peu le caractère de névralgie pour prendre un caractère spécial, la *causalgie* de Weir Mitchell. La causalgie, dans certaines névrites, est véritablement atroce. C'est une brûlure d'une intensité extrême, comparée par les malades à un sinapisme permanent, à l'application d'un fer rouge. Cette brûlure occupe surtout le dos du pied, la paume de la main. Elle s'accompagne d'une hyperesthésie extraordinaire. Un attouchement, un simple frôlement provoquent une crise terrible. Presque toujours il y a en même temps des troubles trophiques : rougeur et état luisant de la peau. Weir Mitchell, en décrivant le premier la causalgie, l'attribuait à une irritation trophique plutôt qu'à une inflammation du nerf. La sécheresse de la peau paraît parfois exercer une influence manifeste sur l'hyperesthésie. Quelques malades de Weir Mitchell passaient leur temps à mouiller perpétuellement la partie atteinte, trouvant un soulagement tant par l'humidité que par la fraîcheur de l'eau. L'un d'eux poussait les choses jusqu'à mouiller la main saine lorsqu'il voulait toucher la main malade. Quand un observateur désirait l'examiner, il exigeait de lui la même précaution. Un autre transportait partout avec lui une bouteille d'eau et une éponge, afin de ne pas permettre que sa peau se desséchât jamais. Deux autres ne pouvaient marcher qu'en remplissant d'eau leurs bottes. Tous ces faits bizarres permettent de comprendre l'utilité d'un excellent moyen : les enveloppements locaux humides. L'humidité agit plus que la nature même de la solution. Cependant Ehrlich, Lipmann ont particulièrement vanté les compresses imbibées de la solution phéniquée au vingtième. Celles-ci sont très bonnes sur les membres. Aux doigts, on devra se défier des mortifications provoquées parfois par le contact des solutions phéniquées fortes.

Le sulfate de quinine, le bromure de potassium devront être essayés contre la douleur, avant la morphine. Et cependant, malgré la crainte de la morphinomanie, il deviendra souvent indispensable d'en arriver à ce dernier moyen. Eulenburg attribue des effets particulièrement bons aux injections de morphine phéniquées. Il emploie la solution suivante :

Acide phénique neigeux	20 centigr.
Chlorhydrate de morphine	10 centigr.
Eau distillée	10 grammes.

Ces douleurs prennent franchement un caractère fréquemment intermittent, même sans aucune intervention d'impaludisme ou de syphilis. La forme à accès matinal est la plus fréquente ; elle est relativement favorable, car souvent les accès s'apaisent au début de la nuit, permettant le sommeil. Même dans le cas d'accès survenant à la tombée de la nuit, le repos au lit amène plutôt un soulagement, au contraire de ce qui a lieu dans la syphilis.

Contre ces douleurs atroces, contre ces troubles trophiques, contre ces paralysies ascendantes et ces complications médullaires, bien des interventions chirurgicales ont été proposées. Toutes ont paru donner des succès. Et cependant aucune, suivant la remarque d'Eulenburg, n'est devenue réellement classique. La plupart, comme l'élongation (1), après une période de vogue, sont à peu près complètement délaissées.

L'élongation a une valeur réelle contre les contractures, les crises épileptiformes locales, les troubles trophiques. Sa valeur est moindre contre les accidents douloureux. Bien qu'expérimentalement son action immédiate semble surtout porter sur la sensibilité, qu'elle paraisse suspendre les fonctions motrices du nerf, le soulagement donné par l'élongation n'est trop souvent que momentané.

L'élongation, pour réussir, doit-elle porter en un point de nerf absolument sain ? Cette condition (névrite des moignons, névrite traumatique localisée) est certainement favorable. Mais elle est bien difficile à réaliser dans les névrites ascendantes ; cependant, même en ce cas, elle peut donner des améliorations. En dehors de son action périphérique, l'élongation possède en effet une action centripète retentissant sur les centres encéphaliques et médullaires. Mais cette action, ce retentis-

(1) PÉRIER. — Rapport à l'Académie de médecine, 29 juillet 1896.

sement difficile à calculer font l'incertitude et le danger de ce traitement. Ils expliquent ces complications graves et même mortelles, survenant surtout en cas d'élongation, portant sur de gros troncs nerveux, sur des points déjà rapprochés des plexus et des centres. Aussi l'opération, après une période de faveur extraordinaire, est-elle de plus en plus rarement pratiquée. Elle était en même temps faite avec une prudence de plus en plus grande, au moyen de tractions calculées au dynamomètre et peu intenses (quelques kilogrammes seulement, $6^{kg},500$ dans un cas d'élongation appliquée par Poulet aux branches terminales du plexus brachial). On s'est même demandé si la simple mise à nu du nerf, son dégagement des tissus voisins qui parfois le compriment, la résorption plus active des produits inflammatoires et l'accroissement de la circulation lymphatique dans la longue incision nécessaire ne faisaient pas, autant que la traction sur le cordon nerveux elle-même, la principale valeur de l'élongation.

La névrotomie a beaucoup moins que l'élongation une influence sur le système nerveux central. Elle doit, par suite, pour réussir, porter sur un segment de nerf parfaitement sain. Cette condition limite beaucoup son rôle thérapeutique. Appliquée aux nerfs mixtes des membres, elle a de plus l'inconvénient de déterminer des paralysies motrices.

Celles-ci sont en général transitoires, par suite de la régénération nerveuse. Mais en même temps que se fait cette régénération, on observe souvent une récidive de la névralgie.

La névrectomie évite cet échec de la récidive. La résection d'une portion étendue de nerf (5 à 6 centimètres), surtout en ayant soin de replier en haut le bout central, d'interposer entre les extrémités du tissu fibreux ou musculaire, s'oppose à toute régénération. Mais si la disparition de la névralgie est définitive, la paralysie musculaire est complète et durable. Trop souvent aussi les voies de sensibilité récurrente rappellent les accidents douloureux. On se trouve ainsi conduit à des névrectomies multiples, c'est-à-dire à des paralysies motrices de plus en plus étendues. Enfin, comme la névrotomie, la névrectomie doit porter sur un segment sain, condition parfois irréalisable.

Cette nécessité d'agir sur un segment nerveux aussi élevé que possible, l'utilité de respecter les fibres motrices ont conduit Chipault(1), dans la forme radiculaire de la névrite ascendante, à réséquer les racines postérieures répondant aux nerfs malades. Celles-ci sont coupées d'une part le plus près possible de la moelle, d'autre part à leur sortie hors de la dure-mère. L'interposition du liquide céphalo-rachidien contribue d'ailleurs à empêcher leur réunion. Un malade ainsi opéré par Chipault vit disparaître tous ses accidents douloureux ; la guérison après six ans est restée maintenue ; il n'est apparu aucun symptôme de myélite, de tabes ou de pseudo-tabes. Malheureusement, cette opération est d'une extrême gravité.

La compression forcée des nerfs, proposée par Delorme (2) se rapproche, comme effets, de l'élongation. Faite simplement par pression digitale énergique à travers les parties molles, elle ne s'accompagne d'aucun traumatisme opératoire. La compression est faite non à distance, mais sur la plaie même ou dans son voisinage. Elle porte sur toute l'étendue de la zone douloureuse, en réservant aux points les plus sensibles le maximum de pression.On tâche de comprimer les nerfs contre les plans osseux voisins. A défaut d'un point d'appui osseux, on les pince ou les comprime latéralement entre le pouce et les autres doigts. La compression ne dure sur

(1) CHIPAULT. — *Chirurgie opératoire du système nerveux*, 1895, t. II, p. 58.
(2) DELORME. — Académie de médecine, séance du 18 décembre 1894.

chaque point que quelques secondes. Une seule séance
suffit souvent. Parfois on est obligé de pratiquer la compression à trois ou quatre reprises, en laissant entre
chaque séance quelques jours d'intervalle. Cette compression forcée périphérique est surtout efficace contre
les troubles trophiques cutanés (sueurs, cyanose) et la
douleur. Son action paraît moins certaine en cas de
lésions musculaires. Elle s'applique plus particulièrement aux nerfs superficiels et surtout aux nerfs des
doigts.

TABLE DES MATIÈRES

I. — Les indications thérapeutiques fournies par l'étiologie... 5

  1. — Syphilis... 6
  2. — Paludisme.. 10
  3. — Anémies diverses...................................... 12
  4. — Névroses.. 13
  5. — Diabète.. 14
  6. — Goutte et rhumatisme................................. 15
  7. — Lèpre.. 16
  8. — Intoxications.. 17

      1° Hydrargyrisme..................................... 17
      2° Oxyde de carbone.................................. 17
      3° Tabac... 17
      4° Alcoolisme.. 17
      5° Arsenicisme....................................... 18

  9. — Causes locales....................................... 19

II. — Les indications symptomatiques en général. 20

  1. — Le traitement de la douleur.......................... 20

    1° *Traitement externe*................................. 22

      Révulsion... 22
      Topiques calmants................................... 23
      Chlorure de méthyle................................. 24
      Stypage... 24
      Électricité... 26
      Massage... 27

    2° *Traitement interne*................................. 28

      Opium... 28
      Morphine.. 28
      Aconit.. 29
      Datura.. 30
      Belladone... 30
      Jusquiame... 32
      Hyosciamine... 32
      Gelsemium sempervirens............................ 33
      Antipyrine.. 34

Cocaïne... 34
Acétanilide, Exalgine, Phénacétine.................... 36
3° *Traitement thermal*..................................... 37
2. — LE TRAITEMENT DE L'INSOMNIE........................ 38

III. — La névralgie faciale............................ 41
1. — LA NÉVRALGIE FACIALE BÉNIGNE...................... 41
Causes... 41
Traitement interne.. 42
Traitement externe.. 43
2. — LES NÉVRALGIES FACIALES HYSTÉRIQUE ET ÉPILEPTIQUE... 44
3. — LE TIC DOULOUREUX DE LA FACE........................ 46
Morphine.. 46
Traitement de Trousseau.................................... 47
Sulfate de cuivre ammoniacal.............................. 47
Électricité.. 48
Opérations chirurgicales................................... 51
Névrectomie.. 51
Résection du ganglion de Gasser........................... 54

IV. — Les névralgies du membre inférieur........ 55
1. — LA SCIATIQUE... 55
1° *Sciatique-névralgie*.................................... 58
2° *Sciatique-névrite*...................................... 60
2. — LA NÉVRALGIE DU FÉMORO-CUTANÉ...................... 64
3. — LA NÉVRALGIE OBTURATRICE............................ 66
4. — LA NÉVRALGIE CRURALE................................ 66
5. — LA NÉVRALGIE PLANTAIRE 67
6. — LA NÉVRALGIE DE MORTON.............................. 68
7. — LES POLYNÉVRITES DIFFUSES DU MEMBRE INFÉRIEUR...... 68

V. — Les névralgies et névrites des divers nerfs.. 70
1. — LA NÉVRALGIE OCCIPITALE.............................. 70
2. — LA NÉVRALGIE INTERCOSTALE........................... 71
3. — LES NÉVRALGIES ET NÉVRITES CERVICO-BRACHIALES...... 75
4. — LES NÉVRALGIES VISCÉRALES........................... 77
5. — LA MIGRAINE... 81
6. — LES NÉVRITES VISCÉRALES............................. 82

VI. — Les névrites chirurgicales.................... 84
1. — LA NÉVRITE DES MOIGNONS............................. 84
2. — LES NÉVRITES TRAUMATIQUES........................... 85
3. — LES NÉVRITES ASCENDANTES............................ 86

1468-01. — CORBEIL. Imprimerie Éd. CRÉTÉ.